Monthly Book
Medical Rehabilitation

編集企画にあたって………

「発達障害」というキーワードは書籍，新聞，テレビ，インターネットなどのマスメディアを通して，世の中に知られるようになった．しかし，広まったが故に間違った解釈をしてしまうことも，また増えているかもしれない．DSM-5 は，「発達障害」を「神経発達症群」として採りあげ，知的能力障害群，限局性学習症，運動症群，コミュニケーション症群，自閉スペクトラム症（ASD），注意欠如・多動症の大まかに6領域に分類する新しい概念を提唱した．ASD と注意欠如・多動症の併存診断が認められるようになった点や ASD の症状は社会的要素が当事者の能力を超えるまで，または対策を身に付けた場合は明らかにならないかもしれないと記されているように，その障害像には能力障害や社会的不利の要素が大きく関与していることも示されるようになり，より臨床実感に近づいたという印象を持つ．実際には，これら神経発達症の診断には，かかわる医療者，教育者らの臨床判断能力に委ねられている点はまだまだ否めず，多くの当事者に複数の障害特性が併存し，当事者が所属する環境によってコントラストが際立つ特性にも個体差が認められる．個人の知的水準や認知のプロフィールも含め併存する複数の特性によって，当事者が個々に必要とする支援もまた個別性が強くなる．発達障害の子どもたちは，成長とともにその特性の現れ方も変化し，所属する社会環境も変化していくために，生涯を通した支援環境が整備される必要があり，成長の過程で節目となるいくつかのライフイベントは，当事者の発達特性の現れ方の変化を確認し，次のライフステージへの見通しを立てるうえで大切なマイルストーンとなり得る．

今回の企画では，上述した特性をもつ発達障害について，就学というライフイベントに焦点を当てた場合，どれくらいの視野をもって当事者の方々への診療や支援をイメージし構築していくことが必要なのか，そのためには，リハビリテーションに携わる医師や関連する専門職の方たちが，それぞれの知識や技術としてどんな研鑽を積む必要があるのかを知っていく契機になることを願って発刊の準備を進めたものである．

就学支援について，いくつかのテーマを揚げた．合理的配慮，既に療育支援を受けている場合の就学準備，特別支援教育の処遇を決めづらいが特性支援を意識してかかわるべき対象である知的困難を伴わないいわゆる高機能群，情報伝達における地域ケアシステムとしてのインターフェイス，就学後の状況に対応していくための医療的整備，学習面や運動面との関連が深い視覚認知の発達，生活環境を構築していくうえで必須といえる構造化支援，教育処遇の判断を委ねられる保護者への支援，そして発達障害のきょうだい児への支援，臨床生活場面の支援を担当する専門職の観点から発達性ディスレクシアと生活能力への支援について，日々，臨床の最前線でご活躍されている先生方からご執筆を頂いた．この特集企画が発達障害における就学支援の要点集として活用されることを期待し，企画監修者の個人的な願いとして，発達障害分野を担うリハビリテーション科医の成長を切望している．

2019 年 5 月
日原信彦

Key Words Index

和　文

― あ行 ―
移行　43
インターフェイス　31

― か行 ―
介入　13
学習スタイル　43
眼球運動発達　37
きょうだい児　20
高機能　13
構造化　43
行動分析　49
合理的配慮　1
国際生活機能分類　1
根拠ある指導　55

― さ行 ―
作業療法　62
サポートブック　49
視覚認知　37
視覚のはたらき　37
自閉スペクトラム症　13,62
就学　55
就学支援　7,13,31
就学における保護者支援　49
就学前　25
神経発達症　25
生活支援　62
組織的支援　49

― た行 ―
対策　25
地域支援システム　31
注意欠如・多動症　13
適応　20
特別支援教育　1,7,49

― は行 ―
発達障害　7,31
発達性ディスレクシア　55
評価　25
フィギャーノート　55
保護者支援　31

― ま・ら行 ―
目と手の協応　37
両価的感情　20

欧　文

― A ―
ADHD　13
adjustment　20
ambivalent feelings　20
ASD　13
assessment　25
autism spectrum disorder　62

― B・C ―
behavior analysis　49
community system　31

― D ―
daily life support　62
developmental disorder　7
developmental dyslexia　55
developmental eye movement　37

― E・F・H ―
evidence based practice　55
figurenotes　55
high-functioning　13

― I ―
interface　31

International Classification of Functioning, Disability and Health
intervention　13

― L・M・N ―
learning styles　43
Measures　25
neurodevelopmental disorders
25,3

― O ―
occupational therapy　62
organizational support　49

― P・R ―
parents' support for schoo
attendance　49
preschool　25
reasonable accommodation　1

― S ―
school entrance　55
siblings of individuals with deve
opmental disorders　20
special education　7
special needs education　1,49
structure　43
support book　49
support for parents　31
support for starting school
7,13,3

― T・V ―
transition　43
visual cognition　37
Visual Perceptual Skills　37
Visual-Motor Integration　37

Writers File

ライターズファイル（50音順）

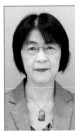

牛島智子
（うしじま ともこ）

1982年	慶應義塾大学文学部卒業
1984年	筑波大学大学院修士課程教育研究課修了 東京都入職，心理職
1996年	横浜市リハビリテーション事業団入職
2014年	よこはま港南地域療育センターぴーす港南，園長

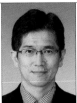

清田晃生
（きよた あきお）

1996年	大分医科大学卒業 同大学精神神経科入局
2000年	同，助手
2004年	国立精神・神経センター 精神保健研究所児童思春期精神保健部
2008年	大分大学医学部小児科，助教
2018年	社会福祉法人別府発達医療センター大分療育センター，副所長
2019年	同，所長

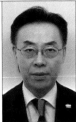

日原信彦
（ひはら のぶひこ）

1988年	東海大学卒業 同大学医学部付属病院研修医
1990年	東京逓信病院内科・リハビリテーション室
1992年	東海大学医学部付属大磯病院リハビリテーション科
1997年	同大学医学部付属病院小児発達外来開設（東海大学病院・大磯病院）
2001年	戸塚山谷病院（現：横浜丘の上病院）精神科・よこはま発達クリニック 精神科・横浜市中部地域療育センター児童精神科
2003年	横浜市東部地域療育センター，所長（児童精神科・リハビリテーション科）
2011年	横浜リハビリテーションクリニック，院長

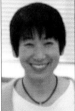

沖村可奈子
（おきむら かなこ）

1990年	慶應義塾大学文学部人間関係学科人間科学専攻卒業
1991年	国立身体障害者リハビリテーション学院言語聴覚学科卒業 江戸川病院
1994年	地域の機能回復訓練センター，リハビリテーション科言語室勤務
1997年～	地域の発達支援センター，民間クリニック，総合病院などで小児臨床 その後，米国ミシガン大学メディカルキャンパス内UCLLにて臨床
2007年～	NPO法人発達サポートネット ラポバブの樹 ことばと読み書きすーふ，主宰

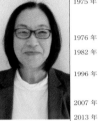

幸田 栄
（こうだ さかえ）

1975年	東京都立大学人文学部人文科学科心理学専攻卒業 財団法人精神医学研究所心理学研究室
1976年	安田生命社会事業団子ども療育相談室
1982年	財団法人神奈川県医療福祉財団 小児療育相談センター 心理室
1996年	社会福祉法人青い鳥 横浜市中部地域療育センター 心理・早期療育科，主任
2007年	横浜市西部地域療育センター通園課，園長
2013年	川崎西部地域療育センター通園課，園長
2018年	小児療育相談センター 心理相談室

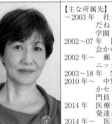

本多和子
（ほんだ かずこ）

【主な所属先】
～2003年	社会福祉法人からしだね うめだあけぼの学園
2002～07年	医療法人社団秀光会かわばた眼科
2002年～	瀬川小児神経学クリニック
2003～18年	NPO法人翔和学園
2010年～	中野区 子どもすこやかセンター，発達相談専門員
2014年	医療法人社団どんぐり発達クリニック
2014年～	医療法人社団昌仁醫修会瀬川記念小児神経学クリニック（旧瀬川小児神経学クリニック）

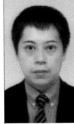

温泉美雪
（おんせん みゆき）

1993年	早稲田大学大学院人間科学研究科健康科学専攻修了 国立肥前療養所情動行動障害センター，心理療法士
2003年	横浜市南部地域療育センター，臨床心理士
2011年	公益社団法人神奈川学習障害教育研究協会，子ども発達支援室長
2017年	田園調布学園大学人間福祉学部心理福祉学科，准教授

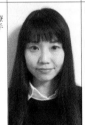

田中恭子
（たなか きょうこ）

1997年	佐賀医科大学卒業 熊本大学小児科
2001年	国立精神・神経センター小児神経科，レジデント
2003年	国立肥前療養所精神科，レジデント
2004年	益城病院精神科
2005～06年	米国ノースカロライナ大学TEACCH部，客員研究員
2014年	熊本大学医学部付属病院神経精神科，特任助教・熊本県発達障がい医療センター
2019年	独立行政法人国立病院機構菊池病院

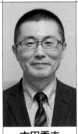

本田秀夫
（ほんだ ひでお）

1988年	東京大学医学部卒業 同大学医学部附属病院精神神経科
1990年	国立精神・神経センター武蔵病院精神科
1991年	横浜市総合リハビリテーションセンター発達精神科
2008年	同，部長
2009年	横浜市西部地域療育センター，センター長（兼務）
2010年	山梨県中央児童相談所
2011年	山梨県立こころの発達総合支援センター，所長
2014年	信州大学医学部附属病院子どものこころ診療部，部長・診療教授
2018年	同医学部子どものこころの発達医学教室，教授・医学部附属病院子どものこころ診療部，部長

木本啓太郎
（きもと けいたろう）

2009年	東海大学医学部卒業
2011年	同大学医学部専門診療学系精神科学，臨床助手
2014年	同，助教

戸塚香代子
（とつか かよこ）

2007年	札幌医科大学保健医療学部作業療法学科卒業 医療法人社団一視同仁会 札幌・すがた医院
2011年	札幌医科大学大学院保健医療学研究科博士課程前期修了 横浜ハビリテーションクリニック
2013年	横浜ハビリテーションクリニック
2015年	社会福祉法人同愛会川崎市中央療育センター

吉田友子
（よしだ ゆうこ）

1985年	東京慈恵会医科大学卒業 聖マリアンナ医科大学神経精神科
1987年	東海大学精神科
1993年	横浜市総合リハビリテーションセンター
1998年	横浜市北部地域療育センター診療係長
2000年	よこはま発達クリニック
2005年	子どもとおとなの心理学的医学教育研究所（Institute of Psycho-medical Education for Children and adults, iPEC）設立

前付 3

Contents

発達障害支援のマイルストーン
―就学支援を中心に―

編集／横浜ハビリテーションクリニック院長　日原信彦

就学支援に必要な特別支援教育と合理的配慮の知識　　清田　晃生　　*1*

特別支援教育や合理的配慮を活用する際に診断書などが必要となることが多いため，制度の概要や関連を知ることが大切である．

地域療育センターにおける就学支援　　牛島　智子ほか　　*7*

地域療育センターで実践している就学支援の具体例として，就学先の選択と我が子について学校に伝えるための保護者支援，学校との連携，子どもへの療育支援についてまとめた．

**知的困難を伴わない自閉スペクトラム症や
注意欠如・多動症への就学支援**　　吉田　友子　　*13*

高機能 ASD や ADHD の子どもたちに就学前年齢で生じやすい状態像を整理し，それらの状況への対応を診察場面での助言を想定して具体的に記載した．

就学時に必要なきょうだいへの支援　　田中　恭子　　*20*

就学の際には発達障害をもつ子のみでなく，きょうだい児も安心して学校生活が送れるよう，気持ちの傾聴や負担の軽減，適切な情報提供などの配慮が必要である．

就学前から就学後を見通した発達精神医学診療　　木本啓太郎ほか　　*25*

神経発達症の特徴を有する児童が，就学後に充実した学校生活を送るために，就学に向けた診療の流れや具体的な評価の方法や対応について述べる．

発達障害の地域支援におけるインターフェイスと就学支援　　本田　秀夫　　*31*

筆者が考案した地域支援のシステム・モデルを紹介し，就学支援における実践を示した．つなぎ・連携を主たる機能とするインターフェイスを明示することが鍵となる．

Monthly Book

MEDICAL REHABILITATION No. 237/2019.6 目次

編集主幹／宮野佐年　水間正澄

視覚認知からみた就学支援　　　　　　　　　　　本多　和子　**37**

視覚認知機能の未発達が子どもの日常生活やの学習にどのような影響があるかを述べ，視覚認知の基盤である入力機能としての眼球運動検査法や具体的なトレーニングを解説した．

構造化支援からみた就学支援　　　　　　　　　　幸田　栄　**43**

発達障害の子ども・人の学習スタイルを尊重し，彼らの強みを生かして理解を支援するのが構造化である．幼児期の具体的な支援の例を紹介し，就学に向けて，情報の引き継ぎについてコメントする．

保護者支援からみた就学支援　　　　　　　　　　温泉　美雪　**49**

通常学級あるいは特別支援学級の選択について，親と学校がどのように意思疎通し決定していけば良いかという就学相談の基本と，就学先の判断に迷う親に対する継続的な相談体制のあり方について概説した．

発達性ディスレクシアに対する就学支援　　　　沖村可奈子ほか　**55**

発達性ディスレクシアの症状と対応方法については誤解が少なくない．子どもの学びを守るために，併存症状を見極め，客観的評価に基づいた「根拠ある指導」が望まれる．

ASD児への発達特性を生かした発達支援と生活支援　戸塚香代子ほか　**62**

自閉スペクトラム症（ASD）への支援は，その特性を理解することから始まる．ASDに対する作業療法の評価や介入のプロセスやポイントについて述べる．

❖キーワードインデックス　前付2
❖ライターズファイル　前付3
❖ピンボード　69
❖既刊一覧　73
❖次号予告　74
❖掲載広告一覧　74

NEW いっしょに探そう 心のモヤモヤ解決シート

作：ありんこあり　　2,200円+税

お子さんが学校生活や家庭において、何かモヤモヤとする不安を抱えたときに自分の心や体の状態を客観的に理解し、自分に合った解決方法を見つけ出せるようにするためのサポート教材です。

絵カード 72枚 / 白紙カード 10枚
解決シート（モヤモヤシート・スッキリシート各1枚（A4サイズ））/
書き込み用紙 2枚（A4サイズ）/ 説明書 / 保管用ケース
◆カードは全て名刺サイズです。

配列絵カード　じゅんばんわかるかな？

作：ありんこあり

ありさん（やさしい）	15組90枚	3,500円+税
ぞうさん（むずかしい）	15組90枚	3,500円+税
ありさん・ぞうさんセット	30組180枚	6,800円+税

カードはB7サイズで6枚1組です

6枚のカードをシャッフルし、6枚がひとつのお話になるように並べます。どんなお話になったかを説明したり、登場人物の気持ちやセリフを考えたり、楽しみながらコミュニケーション能力を養えます。

生涯を通して役立つ力を育てる ソーシャルスキルトレーニング絵カード

編・著：ことばと発達の学習室M　全21種類　各3,800円+税

自閉症スペクトラム・ADHDなどの場面状況認知やソーシャルスキル獲得に困難を抱える子どもたちへの支援指導を念頭に作成した絵カードです。

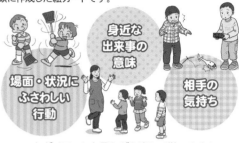

場面・状況にふさわしい行動
身近な出来事の意味
相手の気持ち

…などイラストを見ながら楽しく学べます！

QRコードを読み取ると、ソーシャルスキルトレーニング絵カードの特設ページをご覧いただけます！

株式会社 エスコアール　https://escor.co.jp
〒292-0825 千葉県木更津市畑沢 2-36-3
TEL：0438-30-3090　FAX：0438-30-3091
●内容や発売時期は予告なく変更になる場合があります。

Monthly Book Medical Rehabilitation 2018年10月増大号 No.228

成長期のスポーツ外傷・障害とリハビリテーション医療・医学

＜編　集＞帖佐悦男（宮崎大学教授）
B5判190頁
定価（本体価格 4,000円+税）

成長期スポーツ外傷・障害を理解するための基礎知識をまとめた総論はもちろん、各論では部位別・種目別特徴とそれに対するリハビリテーションについて概説しており、成長期のスポーツ臨床のみならず、スポーツ現場でも役立つ一冊になっております！

目次

- 子どものスポーツ外傷・障害と対策 ……… 帖佐　悦男
- I. 基礎知識—総論—
  - 子どもの運動器の特徴 ……… 内尾　祐司
  - 子どもが低年齢から単一スポーツを続けていることの問題点・対策 ……… 高岸　憲二ほか
  - 子どものスポーツ外傷に対するリハビリテーション ……… 黒柳　元ほか
  - 子どものスポーツ障害に対するリハビリテーション ……… 石谷　勇人ほか
- II. 成長期のスポーツ外傷・障害について—部位別の特徴と種目—
  - 成長期の上肢スポーツ外傷・障害—部位別の特徴および種目別関連性について— ……… 瓜田　淳ほか
  - 下肢 ……… 津田　英一ほか
  - 腰椎外傷の特徴と種目関連性 ……… 山下　一太ほか
- III. 成長期のスポーツ種目別外傷・障害の特徴とリハビリテーション医療・医学
  - ジュニアテニス選手に対するメディカルチェックの実際 ……… 橋本　祐介ほか
- バドミントン ……… 髙田　寿
- 野球 ……… 梅村　悟ほか
- ランニング ……… 向井　直樹
- サッカー ……… 仁賀　定雄ほか
- 成長期・育成世代のラグビー選手に対する外傷・脳振盪後の復帰プロトコル ……… 田島　卓也ほか
- バスケットボールのスポーツ外傷・障害について ……… 勝見　明ほか
- バレーボールにおける成長期のスポーツ外傷・障害とリハビリテーション—全国中学長身選手のチェックを主として— ……… 板倉　尚子ほか
- 柔道 ……… 紙谷　武ほか
- 体操 ……… 奥脇　透
- 水泳 ……… 元島　清香ほか
- サーフィンジュニア選手のチェックポイントとリハビリテーション ……… 小島　岳史ほか
- ジュニアスキー選手のスポーツ傷害に対するメディカルチェックとリハビリテーション ……… 國田　泰弘ほか
- アイススケート ……… 土屋　明弘

（株）全日本病院出版会
〒113-0033　東京都文京区本郷 3-16-4
TEL：03-5689-5989　FAX：03-5689-8030
www.zenniti.com

特集／発達障害支援のマイルストーン
—就学支援を中心に—

就学支援に必要な特別支援教育と合理的配慮の知識

清田晃生*

Abstract 特別支援教育が開始され，発達障害の子どもの支援は徐々に拡充してきた．2016年度に障害者差別解消法が施行され，公立学校でも合理的配慮の提供が義務化された．特別支援教育と合理的配慮は，インクルーシブ教育システムという包括概念の中で理解することが重要である．適切な合理的配慮を考える際に，障害を生活機能の視点から理解する国際生活機能分類(ICF)の活用が試みられている．ICF関連図は関連要因と対応を整理する際に有用である．一方，各種の支援体制の利用にあたって，診断書などの医療情報が果たす役割が大きくなっている．医療関係者も教育制度を知り，どのような支援が子どもにとって最適なのかを考える必要がある．発達障害の子どもにとっては何事も最初が重要であるため，就学に向けた教育との連携の意味は大きい．学習支援や社会スキルの向上など，将来の社会生活に向けて解決すべき課題も残されている．

Key words 特別支援教育(special needs education)，合理的配慮(reasonable accommodation)，国際生活機能分類(International Classification of Functioning, Disability and Health)

はじめに

2007年度に施行された改正学校教育法により，特殊教育から特別支援教育に移行して10年以上が経過した．特別支援教育の理念と基本的考え方[1]について，中央教育審議会(以下，中教審)は以下のように述べている．

『「特別支援教育」は，障害のある幼児・児童・生徒の自立や社会参加に向けた主体的な取組を支援するという視点に立ち，幼児・児童・生徒1人ひとりの教育的ニーズを把握し，その持てる力を高め，生活や学習上の困難を改善または克服するため，適切な指導および必要な支援を行うものである．』

さらに，知的な遅れのない発達障害も含めて，特別な支援を必要とする子どもが在籍するすべての学校において実施されるものとされている．

一方，我が国は2005年9月に「障害者の権利に関する条約(以下，「障害者権利条約」)」に署名したが，その第24条に『障害者を包容するあらゆる段階の教育制度および生涯学習を確保する』と記載されており，障害児者を排除しないインクルーシブ教育が必要とされている．それを受けて，2012年7月の中教審初等中等教育分科会の答申では，『特別支援教育は，共生社会の形成に向けて，インクルーシブ教育システム構築のために必要不可欠なものである．』とし，インクルーシブ教育の実現のために以下の4つが必要であると報告している．

① 就学相談・就学決定システム
② 障害のある子どもへの合理的配慮の提供
③ 多様な学び場の整備と学校間連携
④ 教職員の専門性向上

すなわち合理的配慮とは，共生社会に向けたイ

---

* Akio KIYOTA，〒870-0864 大分県大分市大字国分字六重原 567-3 社会福祉法人別府発達医療センター大分療育センター，所長

表 1. 義務教育段階の特別支援教育の対象

特別支援学校		視覚障害　聴覚障害　知的障害　肢体不自由　病弱・身体虚弱	71,802 人 (0.7%)[*1]
小学校・中学校	特別支援学級	知的障害　肢体不自由　病弱・身体虚弱　弱視　難聴　言語障害　自閉症・情緒障害	235,487 人 (2.4%)[*1]
	通常学級	(通級による指導)　言語障害　自閉症　情緒障害　弱視　難聴　学習障害　注意欠如多動性障害　その他	108,946 人 (1.1%)[*1]
		発達障害の可能性のある特別な教育的支援を必要とする子ども	6.5%[*2]

[*1]：義務教育児童生徒総数(9,874,138 人)に対する割合(2017 年)
[*2]：2012 年文部科学省調査

ンクルーシブ教育という包括的システムの中で必要に応じて提供されるものであり，特別支援教育はその中核として位置づけられる．

こうした特別支援教育やインクルーシブ教育，合理的配慮の理念を基に，本稿では子どもの就学支援を行ううえで必要な特別支援教育や合理的配慮について検討する．

特別支援教育を支える制度・体制について

特別支援教育においては，子どもの障害の状態などに応じ，特別支援学校や小・中学校の特別支援学級において，特別の教育課程や少人数の学級編制のもとに指導が行われている．また通常の学級に在籍している子どもに対しても，通級による指導などにより1人ひとりの教育的ニーズに応じた指導を行うとされ，種々の制度や体制がとられている．**表1**の義務教育段階の特別支援教育対象の概要でわかるように，多くの子どもが利用している．

特別支援学校が対象とする障害は**表1**のとおりであり，幼稚部・小学部・中学部および高等部が置かれている．知的障害のない発達障害の子どものうち，何らかの併存症がある者は病弱(以下，病弱支援)を利用する場合がある．

特別支援学級(以下，支援級)は障害のある子どものために小・中学校に置かれるものであり，**表1**のような学級がある．通常学級(交流学級)との交流および共同学習として，支援級に在籍しながら交流学級で授業を受けることも可能である．また

学校長の裁量により，通常学級に在籍している子どもを支援級で受け入れることもある．

通級による指導とは，小・中学校の通常学級に在籍している障害をもつ子どもが，障害の状態などに応じた特別の指導を週の一定時間，通級指導教室(以下，通級)で受ける指導形態であり，対象となるものを**表1**に示す．

また，すべての学校において，特別支援教育推進のために校内委員会を設置すること，特別支援教育コーディネーターを校内分掌として指名し，関係機関や保護者との連絡調整をすることが文部科学省から通知されている．そして特別支援学校は地域のセンター機能を担うものとして，小・中学校への巡回相談事業を行っている．通常学級に在籍する子どもに対しては，支援員の配置や教員の増員(加配)などの対応がとられている．

現在，特別支援学校・学級の子どもおよび通級指導を受けている子どもについては個別の教育支援計画および個別の指導計画を作成し，個々に応じた適切な指導の充実をはかることとされている．2012 年の文部科学省調査で6.5%とされる，公立小・中学校の通常学級に在籍している発達障害の可能性があり，特別な教育的支援を必要とする子どもにも，積極的に指導計画を作成することが望まれる．

合理的配慮について

冒頭に述べたように，合理的配慮はインクルーシブ教育システムの中で提供されるものであり，

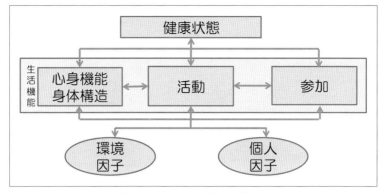

図 1. ICF による基本的考え方

障害者権利条約の第 2 条には，合理的配慮は『障害者が他の者と平等にすべての人権および基本的自由を享有し，または行使することを確保するための必要かつ適当な変更および調整であって，特定の場合において必要とされるものであり，かつ，均衡を失したまたは過度の負担を課さないものをいう．』と定義されている．

障害者権利条約の批准に向けた教育分野における様々な制度改正の中でも，学校教育における障害のある子どもに対する合理的配慮の提供は大きな動きである．「共生社会の形成に向けたインクルーシブ教育システムの構築のための特別支援教育の推進(報告)」および「障害を理由とする差別の解消の推進に関する法律(以下，障害者差別解消法)」，「文部科学省所管事業分野における対応指針」において，合理的配慮の基本的な考え方が示されている[2)3)]．

合理的配慮の提供事例は，独立行政法人国立特別支援教育総合研究所が運営する「インクル DB (インクルーシブ教育システム構築支援データベース)」や種々の刊行物に紹介されている．こうした情報を参考にしながら，個々の子どもに適切な合理的配慮を検討することが，教育関係者だけでなく医療を含む関係者全員に求められる．

支援計画策定プロセスにおける ICF 関連図ワークシートの活用

1．ICF とは

国際生活機能分類(International Classification of Functioning, Disability and Health；ICF)は，人間の生活機能の視点から捉えた障害概念であり，図 1 に示すように構成要素間の相互作用として生活機能と障害分類へ多角的にアプローチするものである[4)]．「心身機能」とは身体系の生理的機能であり，「身体構造」は解剖学的機能を示す．「活動」は個人による課題や行為の遂行を意味し，「参加」とは生活・人生場面へのかかわりである．これらの肯定的側面を包括するものを「生活機能(functioning)」，否定的側面(機能障害，活動制限，参加制約)を「障害(disability)」と呼ぶ．また背景因子としての「環境因子」と「個人因子」がある．環境因子は物理的環境や社会的環境であり，個人因子は性別や年齢，性格などであるが，社会的・文化的差異があるため ICF では分類されていない．

2．ICF 関連図ワークシートの活用

障害者差別解消法の施行および合理的配慮の提供の義務化をふまえて，大分県教育委員会は 2014～15 年度に小・中学校において合理的配慮の提案や推進を行うための合理的配慮協議会を設置し，筆者も参加した．本協議会では，合理的配慮の提供を検討するうえで，診断名ではなく機能障害ベースの枠組みで考えることが有益と考え，国立特別支援教育総合研究所の知見[5)]などを参考にしながら，ICF を活用する[6)]こととした．

障害の内容や程度，関連要因などは 1 人ひとり大きく異なるため，各人の状況を俯瞰し支援のポイントをわかりやすくするため，図 2 のような ICF 関連図ワークシート(ICF-WS)[7)]を作成した．発達障害児では，様々な要因との相互作用により

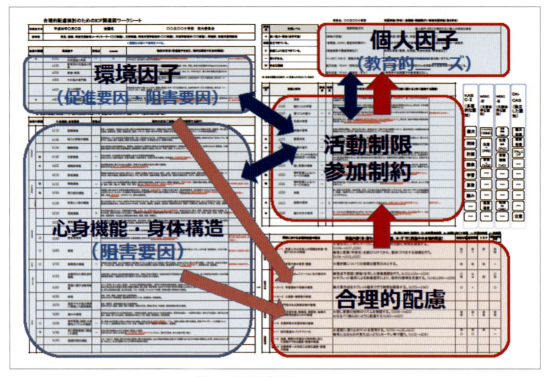

図 2. ICF 関連図ワークシート
（大分県教委特別支援教育課 HP 参照）

「活動と参加」が制限されており（図2：青色の矢印），合理的配慮を提供することによって制限が改善され，生活機能の向上が期待される[8]（図2：赤色の矢印）．さらに心理検査結果などを記載し，提供される合理的配慮を教育内容，教育方法，支援体制，施設整備の面から検討するようにしている．その結果，個人因子である教育的ニーズを実現しようとするものである．

ICF-WS では，子どもがどの領域で困難を抱えているかを明確化し，必要な合理的配慮を提供することで「活動と参加」の改善をはかる．そして定期的に再評価し，適切な支援を継続することを目的としている．

教育と医療の連携の実際

1．就学相談・就学決定について

2013 年の学校教育法施行令改正により，就学先決定の仕組みが，障害の状態に加え教育的ニーズ，学校や地域の状況，保護者や医学・心理学などの専門家の意見などを総合的に勘案して，障害のある子どもの就学先を個別に判断・決定する仕組みへと改められた．就学相談・就学決定はインクルーシブ教育における重要事項の1つであり，医学的診断や病態評価，対処方法に関する情報は重視される．したがって医療者としては，子ども・保護者の希望を十分に聴取しながら，子どもの発達を支えるうえで望ましい選択が可能となるように助言や支援をすることが必要である．なお，就学先決定のモデルプロセスは文部科学省の「教育支援資料」に詳述されている．

就学前に診断や支援を受けている子どもについては，相談支援ファイルのようなツールを活用し，幼稚園や保育園での支援状況，検査結果，医療・保健・福祉からの情報などが整理されることが増えてきている．学校へのスムースな情報提供と継続的な支援に有用であり，その意味でも早期の気づきは重要である[9]．

2．臨床における連携

臨床場面では，特別支援学校へ転入学するときに診断書あるいは医師意見書を求められるが，診断名だけでなく，現在の症状や家庭への指導，学校に期待する事項などを記載するようになってい

る．支援級利用時や学校が教育委員会に支援員を申請するときにも，診断書が必要なことが少なくない．また就学時に，療育中の様子や学校生活で留意してもらいたい点などを必要に応じて情報提供している．最近は合理的配慮提供にあたって診断書が必要とされることもある．

就学後，学校での様子は状態評価において非常に重要な情報になる．医療機関では，通常は保護者経由で学校情報を聴取するが，詳細に知る必要がある場合には評価尺度や手紙などを通じて直接情報を入手する．逆に学校からは，いわゆる問題行動を生じる子どもを主体として，困りや対応方法について質問されることがある．こうした情報交換を通じて，教育と医療の協力が進展することは，子どもたちの支援の向上に有用である．本人や保護者経由の情報だけでは，無意識に経由者のバイアスが入る危険があることを認識し，直接連絡することを心がけたい．

今後の課題

特別支援教育の開始から10年以上が経過し，発達障害に関する理解と認識は格段に広がったと感じている．発達障害支援に関する書籍や文献も増え，大半の教員が何らかの研修を受講[10]している．しかし発達障害の子どもの支援にはまだ課題が残されている．

その1つは特性の顕著な知的障害のない発達障害の子どもたちの就学である．制度的には支援級や通級指導の利用や支援員の配置による対応となるが，予算上の制約から支援員の配置が認められなかったり，通常の学校環境に耐えられない子どももいる．その場合，現行制度では病弱支援が候補となるが，発達障害は特別支援学校の対象ではないため，併存症がない子どもは病弱支援に進学できない．病弱支援の本来の対象は，慢性疾患などのため継続して医療や生活規制を必要とする子どもである．また病弱支援は数が少なく，病院併設のものも多いため，通学可能地域にない場合もある．地域の小・中学校で対応するという理念は

保持しながら，現実的に対応できる制度に改正する必要がある．この点は中学や高校など年長になるほど問題になる事例が多い．

就学後に多くの子どもが直面するものに学習困難がある．学習障害はもちろん，視覚協調運動の苦手さから板書や書字が苦手な場合など，認知特性に由来する学習困難をもつ子どもは多い．しかし学習障害，学習困難を呈する子どもへの教え方に詳しい教員は非常に少ないと感じている．学業水準の低下という二次的な不利益を生じないために，教授法が広く浸透することを期待したい．

また，通常学級に在籍する子どもたちへの社会スキルの支援にも改善が求められる．学校での癇癪や対人トラブルなどの行動障害が生じたとき，それは社会スキルを練習する好機である．早期から対応することで，その後の社会性に大きな差が生じる．専門機関のソーシャルスキル・トレーニングは有用だが，問題が生じたそのとき，その場での適切な介入に勝る訓練はないと考える．安定した学校生活を維持するために重要な点であり，学校全体でかかわる体制が望まれる．

おわりに

学校生活はすべての子どもにとって重要である．発達障害をもつ子どもは，何事も「最初が肝心」であることが多いため，就学時に最大限の支援を受けられるように配慮することが必要である．合理的配慮の提供や特別支援教育制度の利用において診断書などの医療情報が果たす役割が大きくなってきている．子どもの状態や対応に関する医療と教育の情報交換はますます重要になると予想される．

連携とは，1つの目的に向かって，同等の立場で，連絡を取り合いながら成し遂げることである．そのためには相手の文化や背景を知ることが必須であり，相互理解に努める姿勢を忘れないようにしたいものである．

文　献

1) 石塚謙二：これからの特別支援教育に期待すること．こころの科学，**163**：19-23，2012.
   Summary　特別支援教育の経過や背景を知るために有用である．

2) 田中裕一：学校教育における合理的配慮提供の考え方と学習指導要領改定のポイント．児童精医と近接領域，inpress.

3) 田中裕一：特別支援教育における関係機関との連携の考え方―特別支援教育の基本と新学習指導要領．公衆衛生，**82**：378-383，2018.

4) 川間健之介：障害に関する教育心理学的研究の動向と課題―国際生活機能分類（ICF）の観点から―．教心理学年報，**45**：114-124，2006.

5) 独立行政法人国立特別支援教育総合研究所：ICF活用の試み．ジーアス教育新社，2005.

6) 西村秀一ほか：ICFと合理的配慮との関連性―個人のニーズの実質的視点から合理的配慮を捉える方法的知見―．宇都宮大学教育学部教育実践総合センター紀要，**34**：137-144，2011.
   Summary　合理的配慮を考える際のICFの有用性を理解することができる資料である．

7) 大分県教育委員会特別支援教育課：ICF大分モデルを活用した合理的配慮の検討．2016.〔https://www.pref.oita.jp/site/kyoiku/2000492.html〕

8) 田中真理：障害児支援を考えるモノサシとは：多義性と合理的配慮．発達心理学的研究，**27**：312-321，2016.
   Summary　障害と合理的配慮．ICFの関係を整理するのに有用である．

9) 笹森洋樹ほか：発達障害のある子どもへの早期発見・早期支援の現状と課題．国立特別支援教総研紀，**37**：3-15，2010.

10) 大分県教育委員会：第3次大分県特別支援教育推進計画．2018.〔https://www.pref.oita.jp/uploaded/attachment/2018064.pdf〕

特集／発達障害支援のマイルストーン
—就学支援を中心に—

地域療育センターにおける就学支援

牛島智子[*1] 半澤直美[*2]

Abstract 発達障害児の幼児期において保護者支援，特に適切な就学先の選択に向けた支援は重要である．地域療育センターでは必要な情報を保護者教室などの手段で伝え，相談関係を築きながら保護者の自己決定を促している．また，就学先に我が子の特徴と必要な支援について保護者自身が言語化して伝えるために「特徴のまとめ」をスタッフとともに作成している．地域の学校とは入学する児童の引き継ぎや学校支援事業の実施によって顔のみえる関係を築いてきたことが，スムースな就学支援の背景となっている．一般級に入学する高機能発達障害児に対しては，就学後に必要なスキルの獲得を目的に，学校生活を想定したプログラムを行っている．暗黙になりがちな社会的ルール・集団でのルールを明確にし，達成感を持ちつつ適切な行動を身につけるよう支援している．子どもの成長の過程を保護者とも共有しつつ，就学後も支援を継続する必要があることを保護者に実感してもらうことが重要である．

Key words 就学支援(support for starting school)，特別支援教育(special education)，発達障害(developmental disorder)

はじめに

本稿では筆者らが所属する，よこはま港南地域療育センターで実際に行われている就学支援について具体的に紹介したい．そこでまず，背景となる横浜市の現状について述べる．

地域療育センターについて

横浜市には8つの地域療育センターが設置されており，児童発達支援センター・診療所・相談部門が一体運営されている．

筆者らが所属するよこはま港南地域療育センターでは，担当エリア内の幼児の7%近くが就学までにセンターを受診する．その多くがASD(自閉スペクトラム症)を中心とする発達障害児であり，利用児の約7割が知的な遅れを伴わない[1]．診療所を受診後に児童発達支援センターを利用するのは約3割で，そのほとんどが保育所・幼稚園などの地域集団を併用している．

横浜市の特別支援教育

横浜市における平成30(2018)年度の特別支援教育の現状は以下の通りである[2]．

横浜市立特別支援学校は12校，小学部の全児童数は452名で神奈川県立養護学校(特別支援学校)を合わせても在籍児数は限られている．知的に重度・最重度の遅れがあり支援の必要性が高い児童でなければ入学は難しい．

個別支援学級(文部科学省では「特別支援学級」と呼称)は小学校の全339校に設置されており，全児童の約3%に当たる5,339名が在籍している．個別支援学級に在籍しつつ一般級(文部科学省で

[*1] Tomoko USHIJIMA，〒234-0056 神奈川県横浜市港南区野庭町631 よこはま港南地域療育センター ぴーす港南，園長
[*2] Naomi HANZAWA，よこはま港南地域療育センター センター長

は「通常の学級」と呼称)に交流する児童が多く，徐々に交流の割合を増やして一般級に移籍する例も少なくない.

また，普段の学習は在籍校で行い，通級指導教室に通って特性に応じた指導を受ける児童も増加の一途をたどっている．小学校では15校に通級指導教室が設置されており，合計1,978名が指導を受けている.

一般級に在籍する特別なニーズを持つ児童に対しては，特別支援教室の利用(いわゆる取り出し)，ティームティーチングなどが実施される場合がある.

就学についての相談は横浜市特別支援教育総合センター(以下，特総センター)で行われる．小集団活動と知能検査による子どもの評価，保護者との相談を経て個別支援学級や通級指導教室など必要な支援についての判断がなされる．ただし，個別支援学級への在籍が適当との判断がなされても，保護者が一般級在籍を希望する場合には保護者の判断が尊重される.

就学に向けた保護者支援

1．就学先の選択に向けて

幼児期の支援の目的として重要なのは，保護者が我が子をその特性も含めてありのままに理解し，必要な支援が受けられる環境を自ら選択できるようになることである．特に適切な就学先の選択は保護者支援の大きなテーマであり，そのためにはまず必要な情報を正しく伝えることが求められる.

1）就学説明会

例年5月中旬に特総センターによる就学説明会が療育センターを会場にして実施される．年長児(5歳児)の保護者を対象に，横浜市の特別支援教育の概要や就学相談の流れが特総センターの主事によって説明される.

説明会では就学相談の申込書がその場で配布されたり，早めに就学予定校の校長と面談するよう勧められたりするため，参加して焦りを覚える保護者も少なくない.

そのため，当センターでは「就学準備ハンドブック」という冊子を作成・配付している．就学までの一年間のどんな時期に何をすれば良いのかが書かれ，保護者が見通しを持って行動できるように工夫している.

2）学校見学

就学先のイメージを持つためには学校の見学が欠かせない．特に特別支援学校は保護者にとって未知の世界であることが多い.

そこで特別支援学校への就学を検討している保護者を対象に，職員が付き添って見学会を行っている．横浜市にはそれぞれ知的障害と肢体不自由の市立特別支援学校と県立養護学校があり，学校の規模なども異なっている．学校見学を通して，設備面だけではなく，小学部から高等部までの授業を見学するなかで，具体的に学校生活や我が子の将来像を思い描いてほしいと考えている．時期としては年中(4歳児)の秋ごろに実施している.

一方，地域の小学校の見学は保護者が学校に連絡をすることから始まる．それはかなり緊張を伴う作業であるため，「就学準備ハンドブック」には校長に初めて電話を入れるときに伝える内容やポイントを具体的に記している.

また，個別の相談やクラス懇談の中で，学校に行ってみてくるべき点・聞いて確認すべき点を伝えている．見学後にはその結果を共有し，情報を整理する作業も保護者とともに行う.

3）就学準備講座 ①「学校ってどんなところ?」

就学説明会後には当センターのソーシャルワーカーを講師に1回目の就学準備講座を開催している.

そこでは一般級，個別支援学級，通級指導教室，特別支援学校のそれぞれを選択した場合，どのような支援を受けることができるのか，支援の限界はどんなところにあるかを具体的にイメージできるように伝えている.

例えば昇降口の写真(**図1**)からは，大きな下駄箱に靴や水やりに使うペットボトルが一緒に入っ

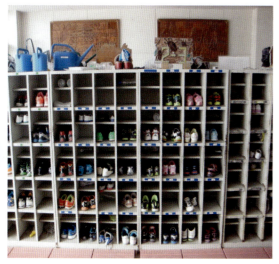

図 1. 昇降口

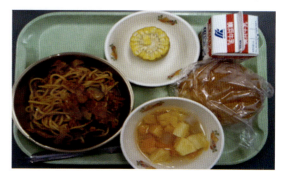

図 2. 給食

ている様子がわかる．果たして我が子はここで靴を間違えずに履き替え，ペットボトルを失くしたりしないで管理できるのか，迷わず教室まで移動できるのか，保護者に具体的に想像してもらう．

給食の写真(図2)をみせながら，この分量をおおむね15分で食べきることが求められるが，量を減らしてもらうこともできること，飲み終えた牛乳パックは開いて洗って干す作業が求められることなどを伝える．給食当番の様子，白衣の持ち帰りを忘れる子どももいることなどもお話している．

つまり，学校生活は学習面が中心ではありながらも，当番活動，休み時間の過ごし方，持ち物の管理，登下校など生活面での課題も多く，特に発達障害の特徴を持つ子どもにとって支援を要するのはこの部分であることを実感できるように工夫している．

そのうえで，我が子が毎日楽しく学校に通える環境について考えてもらう．ベストとまではいかなくてもベターと思えるところを選択すること，一年ごとに見直しも可能であること，特別な支援を受けることに子ども自身がためらいを感じないよう保護者が支援についてポジティブに説明してほしいことなどのメッセージを強調して伝えている．

講義を聞いた後，小グループで懇談を持つ場合もある．お互いに情報交換をしたり上の子がいる保護者の経験談を聞いたりして，悩みを共有できる機会となっているようだ．

4) 個別面談

このように具体的な情報提供を心掛けたとしても，お子さんの状態像や家族状況，保護者の価値観はそれぞれである．また学校によっても状況は様々である．

保護者の決断を支援するには，個別に面談をして一緒に情報を整理するプロセスが欠かせない．留意すべきなのは，「先生はどう思われますか？」と問われても簡単にはこちらの判断を述べないことである．

個別面談では，このお子さんがこの学校のこの学級に身を置いたときに，学習面・生活面・対人面でどんな課題を持ちそうか，そしてどんな支援が受けられそうかを具体的にイメージしていく．どんな教育形態を選択してもメリットとデメリットは必ずあるので，それを列挙していく．きょうだいの事情や保護者の就労状況など，家族全体のことも具体的に考えてみる必要がある．

このように材料を提供し，整理しながら，保護者自身が決断できるようにサポートをしていく．たとえ保護者の選択がスタッフ側の判断とは異なっていても，最終的にはそれを尊重すべきであると考える．保護者によっては実際に入学してみないと状況を想像したり理解したりできない場合や，保護者なりの価値観を強く持っておられることもある．いずれにしろ，「様々な助言は受けたが決めたのは自分たち自身である」という自己決定のプロセスを踏むことが重要である．

2．我が子について伝えるための支援

1) 就学準備講座 ②「特徴をまとめよう」

就学先が決まると，我が子のプロフィールを学校に伝え，必要な支援を求めることが次のテーマ

になってくる．そこで 12 月初旬には「お子さんの特徴をまとめよう」というテーマで 2 回目の就学準備講座を開催している．ここでは「特徴のまとめ」という書式を配付し，お子さんについてまとめてみることを保護者に勧めている．

お子さんについて学校に伝える目的は，担任や児童専任など今後かかわっていかれる先生方に子どもの特徴や支援のポイントを理解してもらい，少しでも学校生活をスムースに始めることである．ただ，保護者によっては「こうしてほしい」という思いが強く，現実的ではない要望を書き連ねることもある．

そこで保護者には，学校生活の様々な場面を想像しながら，子どもの現状を事実レベルで記載するようお伝えする．

日常生活動作の項目では，給食場面などを想定し，偏食があるが嫌いなものでも減らせば食べられる，箸の操作は不得手だが補助具を用いて練習中である，排泄は時間を決めれば失敗はないものの大便を拭く動作は不十分である，などと具体的に記載する．

集団活動の項目では，幼稚園や保育所での様子も確認して全体指示への注目や理解の度合い，理解の手がかりにしているもの，活動のペースなどについて記載していく．

このように書式に示した項目ごとに具体例を挙げながら説明し，保護者自身が我が子の特性や支援の必要性を言語化することを促す．

また，この「特徴のまとめ」はあくまでも就学直後にすぐ役立てるよう，伝える情報に優先順位をつけて分量は A4 版 1 枚程度に絞り，多忙な先生でも手に取って目を通しやすい簡潔な内容にまとめることを推奨する．

2）「特徴のまとめ」作成のサポート

実際には就学準備講座で説明を聞いただけで「特徴のまとめ」を作成するのは至難の業であるため，療育スタッフは保護者と二人三脚でこれを完成させていく．

サポートの具体例として療育場面を共有しつつ子どもの特徴を言語化する機会を作ることがある．保護者には，例えばコミュニケーションに焦点を当てて見学するようあらかじめ伝え，子どもがどんな手段で要求や拒否，援助要請などを表現しているか，気づいた点をその場でメモしてもらう．その内容をスタッフが確認し，コメントすることで特徴をまとめる作業を一緒に進めていく．

記載した「特徴のまとめ」の確認を求めてこられたときには，よく書けている点をフィードバックし，補足もしつつ完成に至るまでサポートしていく．

保護者は就学後も様々な場面で我が子のプロフィールを他者に伝えていくことになる．「特徴のまとめ」を作成するにあたって子どもの特性・課題に向き合い，整理し，言語化するそのプロセスこそが，出来上がった紙面よりもずっと重要であると感じている．

学校との連携

1．学校への引き継ぎ

保護者が学校に直接我が子のことを伝えられるための支援は大切だが，それと並行して療育センターが学校にお子さんのことを直接伝える「引き継ぎ」もまた大切である．

引き継ぎを実施するには保護者の了解と学校からの要請が必要となる．そこで，療育センターでは「学校への引き継ぎについて」というパンフレットを作成し，保護者に配付している．これは引き継ぎの申し込み方法など具体的な手続きが記載されているもので，保護者がそれを渡すことで引き継ぎの希望があることが学校に伝わるようにしている．

学校からの連絡を受けて日程を調整し，引き継ぎを実施する．学校側からは児童専任，特別支援教育コーディネーター，個別支援学級の担任などが来所することが多い．療育センターからはソーシャルワーカー，クラス担任，心理士，言語聴覚士，作業療法士など，そのケースのことを把握しているスタッフが子どもの特徴，評価結果，療育

場面での様子，配慮点などを伝えている．

2．学校支援事業

横浜市では平成19(2007)年度から地域療育センターに専任のスタッフを配置して「学校支援事業」を行っている．これは学校からの申し込みに基づいて学校支援スタッフが学校を訪問し，研修やコンサルテーションを実施する事業である．引き継ぎのように個々の児童を取り扱うのではなく，学校の教員を対象に，組織的な支援を行っている．

当センターでは昨年度(2017年度)担当エリアにある学校の83％に当たる29校から依頼を受けて学校支援事業を実施した．

このように地域療育センターと学校が顔のみえる関係を徐々に築いてきたことで，個々のケースに対する就学支援もスムースになってきていると思われる．

一般級への就学を想定した療育支援

特別支援学校や個別支援学級では子どもに合わせた教育が提供される前提があるので，入学までに何か練習をしておく必要は少ない．しかし，知的に遅れがなく，一般級に入学する場合には，子どもの側が学校生活を想定したスキルを身につけておくことで，戸惑わずに小学校に適応していく可能性がある．

当センターの児童発達支援センターには4～5歳の高機能発達障害児対象のクラスが8クラスあり，就学を想定したプログラムを展開している．ここからは少し視点を変えて，子ども自身への療育支援の実際について紹介したい．

1．クラスの概要

1クラスは6～7人の小集団で構成され，2名の担任がクラスを運営している．対象児は知的に境界域から正常域の発達障害児で，ほぼ全員がASDの診断を受けている．療育の頻度は週1回，時間は午前中の約2時間で，療育日以外は幼稚園や保育所に通っている．

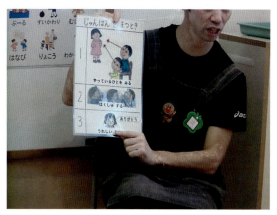

図 3．話を聞くルール

2．療育支援の実際

1）療育のねらい

集団療育では，「基本的なルールの獲得と安定した集団参加」「相互的なコミュニケーションの獲得」「遊びの幅を広げ，楽しめる機会を保障する」ことをねらいとしている．

なによりも達成感を持てるように，暗黙になりがちな社会的ルール・集団でのルールを明確にし，できるだけ視覚化して示すことで，適切な行動を身につけるよう支援していく．

2）就学を意識したプログラム

就学後に必要なスキルの獲得を意識したプログラムの例を以下に挙げる．

毎回の「あつまり」では，「先生が前に立って話をしているときには黙って聞く」「発言したいときには手を挙げて指名を受けてから話をする」「友達が発表しているときには視線を向けて話を聞き，終わったら拍手をする」など，暗黙になりがちな集団でのルールをできるだけ視覚的に伝えている(図3)．「かっこいい姿勢」や「ちょうど良い声の大きさ」なども写真や図で示す．それを積み重ねることで入学後に授業に参加する態度を身につけていける．

物の受け渡しの際には，「どうぞ」「ありがとう」「どういたしまして」という一連のセリフを繰り返し教える中で，友達とのやりとりに般化していく例もみられる．

学校ではよく，「朝顔の観察をして絵日記を描きましょう」などという課題が与えられる．ところが，何をどう描いたら良いのかわからない子ど

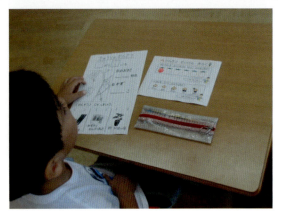

図 4. 観察日記

もがいることが卒園児の様子からわかってきた．そこで，キュウリなどの苗を植えて育てる「栽培」のプログラムを取り入れた．育ってきた野菜の数・大きさ・色など観察のポイントを伝え，書き込み式のシートを用いて失敗なく描けるよう支援する中で，観察日記のイメージを持つことができた（図 4）．

他にも，おやつ場面を通じて配膳やお当番活動を経験させる，前方に掲示された次回の持ち物を確認して連絡帳に記入させる，大切な宝物を持参してみんなにみせる経験から自信を持って発表ができるように促すなど，就学後に必要になりそうなスキルを意識して療育を展開している．

3．保護者との共有

療育的な配慮の中でステップを踏むことで，子どもは着実に成長し，一定のスキルを身につけることができる．しかし，それで支援が不必要になるわけではない．

成長の過程を保護者と共有し，就学後も支援を継続する必要性があると実感してもらうことが，療育支援の最も重要なポイントであると感じている．

文　献

1) 半澤直美：発達障害児に対するリハビリテーション．総合リハ，44(9)：785-790，2016．
　Summary　発達障害児の療育システムや療育の実際について包括的に述べている．
2) 横浜市教育委員会ホームページ：教育関係統計資料．

特集／発達障害支援のマイルストーン
―就学支援を中心に―

知的困難を伴わない自閉スペクトラム症や注意欠如・多動症への就学支援

吉田友子*

Abstract 知的困難を伴わない自閉スペクトラム症(ASD)や注意欠如・多動症(ADHD)の子どもたちは幼児教育卒業年度(年長組)に様々な症状を顕在化させることが多い．こだわり・感覚過敏・多動など，もともと存在していた発達特性が強く示されるようになったり，登園渋り，不安・焦燥(苛立ち)，睡眠障害(不眠や夜驚症)，身体症状(頭痛・腹痛・嘔気など)などの新たな問題が出現することもある．なかでも，こだわりの悪化は，「わがままになった」「甘えん坊になった」などと誤解され不適切な対応がなされて，親と子どもの精神的状況を不安定にさせる要因となりやすい．本稿ではこだわりへの対応を中心に，就学前に生じやすい諸症状への診察場面での助言・指導についても整理した．ひらがなや数などの就学前の取り組みも含め，ASD特性に合わせた就学準備についても言及した．

Key words 高機能(high-functioning)，自閉スペクトラム症(ASD)，注意欠如・多動症(ADHD)，就学支援(support for starting school)，介入(intervention)

はじめに

知的障害(知的発達症)を伴わない自閉スペクトラム症や注意欠如・多動症(以下，総称として「高機能例」と表記)の幼児たちは，適した指導を受ければ様々な技術を日に日に習得していく．例えば，自分が同じ手を出しても勝ったり負けたりするジャンケンは，最初こそ納得がいかずに戸惑うが，彼らはすべての組み合わせを覚えて受け入れていく．人とやりとりする際は目を合わせると学んだ子どもたちは，お辞儀の際にも上目遣いで視線を外さない．彼らの努力に我々支援者は心打たれ，彼らの成長をともに味わう喜びは臨床家の活力となる．

ところが，子どもたちの努力と成果を目の当たりにしながら，「まだ足りない，まだ足りない」と不安と焦りの日々を送る親たちがいる．教えれば教えるほど覚えていく高機能例の育児だからこそ，「早期療育」の目的を誤解して幼児期・学童期に一生分のすべての技術を教え込まなければと，親は自らを追い込んでしまう．そんな親たちを一層不安にするのが迫り来る小学校入学である．就学に向けた大人たちの切迫感は，家庭でも，幼稚園・保育園でも，子どもたちに飛び火する．高機能例のリハビリテーションに携わる臨床家は高機能例ならではの親子の不安を理解し対応する必要がある．小学校入学は，連続的な子どもの成長の道筋の1つの通過点にすぎない．短期ゴールに振り回されて無理なトップダウンの課題が組まれがちな就学前だからこそ，ボトムアップの視点を親が安心して選択できるように支援する必要がある．

自閉スペクトラム症と注意欠如・多動症

発達には運動機能や知能など以外にも様々な領

---

* Yuko YOSHIDA, 〒102-0074 東京都千代田区九段南1-5-6 りそな九段ビル5F 子どもとおとなの心理学的医学教育研究所(iPEC)，所長

域がある．どの子どもにも発達的な得手・不得手はあり，発達の偏りのすべてに診断名をつける必要はない．ただ仮に診断名がつかなくても，専門家であれば目の前の子どもの発達の偏りを具体的に把握して助言・指導を行う必要がある．そして発達の偏りのために様々な場面で支援を必要としていると判断されれば，困難領域に応じた診断がなされる．本稿では発達障害のうち自閉スペクトラム症（autism spectrum disorder；ASD）と注意欠如・多動症（attention-deficit/hyperactivity disorder；ADHD）の就学支援について述べる．

最初にASDとADHDについて簡単に確認したい．

1．ASD

ASDは3つの特徴※を基本とする．ASDでは，① 人とのやりとりや集団参加に質的特徴がある．自然に集団に溶け込み人と交流するのではなく，知力を使って，「自分がどうみられているか」「相手はどう感じているか」「その場に適しているか・浮いているか」などを判断しながら人とかかわる．その技能が未熟だと，かかわり自体が乏しかったり不適切な対人行動をとってしまう．また知力を使って探りながら対人交流をもつため疲労や不安が他の子どもたちよりも強いことが多い．ASDでは，② 人とのコミュニケーションにも質的特徴を有する．知的に理解できて口から発することのできる言葉と実用上の会話能力に乖離があり，例えば自分の好きな話題なら長文を文法的な誤りなく話せるのに相手の話題やペースに合わせて相互的に会話することには困難が大きい．またASDでは，コミュニケーション能力の変動幅が大きく不安・緊張・想定外の話題などでは受信・発信と

※：米国精神医学会刊行の診断基準であるDSM-5（Diagnostic and Statistical Manual of Mental Disorders, Fifth Edition, 2013）では症状項目は対人コミュニケーション項目とこだわり項目との2項目構成となっている．子どもの状態像を把握するうえで対人交流とコミュニケーションのそれぞれについて把握する視点を提案したLorna Wingの考え方を筆者は踏襲しており，3項目（3つの特徴）と解説した．

もに能力の発揮が著しく損なわれる．それもコミュニケーションの質的特徴の重要側面である．このため，援助要請や困難表明を適切に表明することが著しく不得手で，叱責されるといつも以上に何も言えなくなってしまう．③ 思考・行動・好みなどがリジッドで融通が効きにくいことも，ASDの基本的特徴である．納得した手順やルールをしっかり守るという長所は，「ルール違反が許せない」「手順や枠組みの不明確な状況や想定外の展開では不安や混乱を生じやすい」という弱点ともなる．狭く深い興味・関心を有することは長所でもあり同時に弱点でもある．ASDでは感覚の偏りや不注意（ADHD）を同時に有することが多く，発達性協調運動症や学習症（学習障害，読み書きや計算の特異的困難）が並存する事例も多い．

2．ADHD

ADHDでは，① 不注意と，② 多動・衝動性の，いずれかもしくは両方がみられる．就学前にADHDと診断されている事例では多動が前景に立っていることが多いが，就学年齢近くになると体の移動を伴う多動は軽減してくることが多い．就学後には，授業中の止められないおしゃべりや手いたずら・貧乏ゆすりなど，体の移動を伴わない多動が叱責の対象となりやすい．不注意は，集中持続困難や注意転導性の高さ（興味の乏しい活動や苦手な活動で評価する），注意の適切な配分の困難（注目すべきもの以外は気にせず流す技能の困難や，何かに集中していても周囲にも最低限の注意は払う技能の困難など），作動記憶の困難（「聞きながら書く」「聞いた数字を逆から言う」「暗算をする」など，情報を一時保管しながら作業することの困難），情報や品物の適切な管理の困難（整理整頓の困難や，プランニングやスケジュール管理の困難など）など，注意力の様々な側面に発達的な困難があることを意味する．不注意症状は，就学後にケアレスミスや忘れ物・なくし物・整理整頓困難などから明確化していくことが多く，だらしなさ・やる気のなさとして叱責を受けやすい．

幼児教育卒業年度(年長組)で生じやすい状況と対応

1. もともと存在していた発達特性の負の側面が強く示される

高機能例では幼児教育卒業年度(年長組)に様々な問題が顕在化することが多い．しばしば経験するのが，もともと存在していた発達特性がより強く示されてトラブルを生じる経過である．

1) こだわりの悪化

a) こだわりの悪化が意味すること：精神的な負荷が過重となると思考や行動の柔軟性の乏しさが強まる．例えば，品物・手順・ルールへのこだわりが激しくなったり(お気に入り以外は全く受け付けなくなる，1番でないことの我慢できなさが強くなる，他の子どものルール違反に激しく怒るなど)，指示されてもやめられなくなったり，予測通り・思い通りでないことでのカンシャクが再燃したりする．こうした変化は，「精神的な負荷でこだわりが悪化している」とは理解されずに，「わがままになった」「甘えん坊になった」「自我が育って自己主張が強くなった」「イヤイヤ期になったから当然(新入園児の場合)」などと受け止められがちである．この状況がこだわりの悪化だと治療者や親が気づくことが，問題改善の出発点となる．発達の視点を育児・対応に生かすことの意義はここにある．

こだわりは自分の好みやいつも通りに没頭することで不安や不全感をやり過ごす作用をもつ．不安や不全感の強い生活が続けば，その状況を耐え抜くために子どもはこだわりへの執着を強めていく．つまり，こだわりの悪化は不安が高く達成感が乏しい環境に子どもが置かれていることのサインだともいえる．根底にある不安や不全感の軽減をはからずにこだわりだけを禁止しようとすると，子どもは命綱であるこだわりへの執着を一層強める．幼児にとって親は圧倒的な権力者なので親が徹底的に禁止すれば幼児はそのこだわりを手放すこともある．しかしその場合は，より刺激の強いこだわり(例えば，刃物を集めたり，映像の残虐なシーンを繰り返し見たがったりするなど)に執着するようになることが多い．人への抱きつきや特定人物への執着などの「人を巻き込んだこだわり行為」も強い不安・混乱が続いた状況で生じやすく，置き換えの難しい嗜癖性の強いこだわりである．

b) こだわりの悪化への対応：こだわりを軽減するためには，根底にある不安や不全感を軽減する対応が最重要である．多くの場合，子どもは自分の不安を認識できず，引き金となる言動をした相手をただ一方的に責めたりする．本人に問いかけて「不安かどうか」「何が不安か」を探ろうとしても，本人を混乱させるばかりのことが多い．不安を軽減するためには，子どもの不安の原因を推測する技能を支援者が向上させる必要がある．その作業には，ASD・ADHDについて支援者が学び，幼児期にはどんなときに不安を強めることが多いかについての知識をもつことが有益である．

症状悪化を引き起こしている不安・不全感について，以下の2つの視点から検討したい．1つは直接的な引き金に関連する不安・不全感であり，もう1つはその程度の引き金で症状を悪化させるような日々の生活における不安・不全感である．

(1) 引き金に関連する不安・不全感への介入：幼児では園行事(運動会，遠足，年末の出し物，卒業式練習など)が症状悪化の引き金となることは稀でない．例えば運動会練習が不安の引き金だと推測されたら，より具体的に運動会練習の何が不安・不全感をもたらしているのかを検討し対応する．例えば，「元気いっぱい行進する」という指示がピンとこなくて，前回は(たまたま列に沿っていたので)注意されなかったが今回は肩を掴んで止められ混乱している子どもに対しては，園庭に白線を引き「○○の歌が鳴ったら白い線の上を歩く」と指示すれば，その子どもの行進への不安は解消するかもしれない．不安がっているから不参加と安直に考えるのでなく，どのようにしたら不安が解消するのかを積極的に検討したい．もちろん，本人の精神科的状況や課題の内容・園の対応

によっては不参加を選ぶべき状況もある．例えば重篤な不安症を併発し入院治療中の子どもは，当然，行事は不参加となるだろう．精神科的状況は連続的なものなので，入院治療・薬物療法の適応ではなくても，不参加という刺激統制や療養が必要な場合がある．

(2) 日々の生活の不安・不全感への介入：ASDについて学んでいくと，その子どもの不安・混乱の引き金となり得る要因を親や支援者は把握できるようになっていく．ただし，そうした要因を数限りなく排除しなくては安定が維持できないとしたら，個別の引き金を排除するという対応よりも，その程度の引き金でたやすく症状を悪化させるような日々の生活を大幅に見直す必要がある．

年長組では，1人の教諭・保育士が担当する児童数が増え（＝担任の関与の比率が下がり），子ども同士での問題解決が期待される．年少児たちの世話をする役目も設定される．園生活は小学校を意識した内容となり，「そんなことでは小学生になれませんよ」など言葉に出して，小学校を意識するよう子どもたちに求められることもある．園行事は複雑になり，園によっては読み書き技能を前提とする課題が組まれることもある（卒業の何か月も前から開始される卒業アルバム作成で自分の氏名やなりたい職業をその場で自力で書くことが求められるなど）．就学時健診への不安やそれに向けての親の「特訓」などが加わる場合もある．ASDの子どもたちにとって年長組の生活は大人が思う以上に負荷が高いものだと認識する必要がある．日々の生活に安心や達成感が欠けていると判断されたら，課題（子どもにさせること）と支援（用意する手助け）を見直す必要がある．たとえ能力的に明確な限界がある子どもであっても，その子に適した活動を用意し，その成果を大人が心から味わうことができれば，どの子どもにも安心や達成感をもたせることは可能だということも強調したい．子ども一人ひとりがいきいきと園生活を送れるよう支援することが，こだわりの悪化を回避・改善する．

(3) こだわりの形の置き換え：日々の不安や不全感が軽減すれば生活上の支障になるほどこだわりに執着しなくなることが多いが，こだわりによる不都合をより早期に軽減させる介入を行う場合もある．例えば棒を持ち続けるこだわりがあると，園生活に様々な不都合が生じる．片手が使えないと給食で食べこぼしたり工作でやり損ねてしまい，これが新たな不安・不全感を生むことがある．前述の介入で不安・不全感に軽減の兆しがみえたら，生活上の不都合が小さい形へとこだわりを誘導することを検討する．彼らは「ぴったり」が好きなことが多い．机の上に棒がぴったりはまる棒さしを作り「座ったら，棒は棒さし」（離席時にはまた棒は手に持てる）という新しいスタイルが提示されれば，着席時には両手が空くこだわりの形に誘導できるかもしれない．この介入は時期（子どもの不安が軽減）と提示する形（子どもが思わず選びたくなるような，好みに沿った形）を個別的に見極めて行うことが重要である．

2）感覚過敏症状の悪化と対応

精神的な負荷がかかると感覚の偏りも強くなる．聴覚過敏が悪化すると，消失していた耳ふさぎが再び出現したり，これまでやり過ごせていたような他人の生活音を許せずに怒り出したりする．触覚過敏の悪化によって紅白帽への耐え難さが増したり，着られない肌触りの服が増える子どももいる．偏食の悪化にも感覚過敏（口腔内の触覚・味覚・嗅覚）の関与が推測される場合がある（多くの場合はこだわりの悪化も同時に関与している）．眩しさへの耐え難さや特定の見え方への没頭など，視覚の偏りが顕著となる場合もある．車酔いの悪化にも前庭感覚や嗅覚（車内の匂い）との関連が推測される場合がある．

感覚過敏への対応でも，まず，根底にある不安の高さや達成感の乏しさ（引き金に関連するものと毎日の生活に起因するもの）を軽減させる介入を行う．この点はこだわりへの対応と同様である．幼児期には感覚過敏と自分の苛立ちの関連に気づいていない場合も多いが，年長組の高機能例

では子ども自身も苦痛の原因を認識し言語化できることがある．例えば子どもが，「あの音が嫌だ，怖い」と訴えることができたなら，その音に起因する苦痛の軽減を是非はかりたい．これが感覚過敏の悪化への介入の2点目である．イヤマフ・耳栓などの使用や耳ふさぎを教えるなどして不快な音を軽減させたり，特定の店だけの音なら，「あの音のしない店に行こう」と子どもに伝えてあげてもいい．こうした対応は子どもの苦痛を軽減するだけでなく，大人が自分の訴えを信用し手助けしてくれたと子どもに実感させる．こうした実感は大人への安心や信頼を向上させ，同時に，ASDの相談技術の乏しさへの心理学的医学教育の第一歩（「相談するといいことがある」という体験）となる．安心や達成感が向上すると感覚過敏が軽減し「耳栓は使わなくても，ポケットにあれば大丈夫」といったふうに支援の必要性が減じることもしばしば経験する．

3）多動の悪化と対応

体の移動を伴う多動は年齢とともに軽減することが多い．もし年長組になって落ち着きのなさが悪化するようであれば，不安の関与が強く疑われる．誰しも不安だとソワソワ・ウロウロと落ち着かなくなるものだが，ASD・ADHDの幼児では不安や混乱の状況で（笑いながら）走り回ったりもする．このことを承知しておかないと彼らの不安・混乱に気づけずに，「元気にしている」「楽しそうにしている」「大人をなめてハメを外している」などと誤解してしまいかねない．多動の悪化がみられたら，同時にこだわりや感覚過敏の悪化がみられていないか，後述する精神科的状況が出現していないかを評価する必要がある．

近年，多動が目立つとすぐにADHD治療薬の処方が検討される傾向があるが，不安による多動の悪化にADHD治療薬を投与することは不適切である．また，コンサータ（メチルフェニデート），ストラテラ（アトモキセチン）はともに6歳未満では有効性や安全性が確認されていない点にも注意が必要である．次項に述べるように，強い不安が

並存する場合には，対応変更（環境調整）に加えて補助的治療として薬物療法を併用し不安軽減をはかることはあり得る．

2．新たな精神科的状況が出現する

園行事や学期始まりを契機に登園渋りや不登園が起きることもある．この他にも，不安・焦燥（苛立ち），睡眠障害（不眠や夜驚症など），身体症状（頭痛・腹痛・嘔気など）などが出現することもある．吃音やチック症（瞬目などの運動性チックや，咳払いや喉鳴らしなどの音声チック）など生物学的基盤が強く想定される病態に症状悪化を生じることもある．

不安の関与が推測される病態を生じた場合には，こだわりなどへの対応と同様に，不安の原因を探り対応変更（環境調整）によって不安軽減をはかることが基本方針である．本人の苦痛が大きかったり睡眠障害による不利益が大きかったりすれば，幼児であっても薬物療法による不安軽減を検討する場合はあるが，薬物療法はあくまでも補助的治療である．

小学校入学準備

1．いわゆる学習の準備について

学習雑誌の小学校入学準備号には，入学までに「ひらがなが読めること・書けること」「数字が読めること・書けること・数量との対応ができること」，時には「時計が読めること」「一桁の加算ができること」などを求める記載が散見される．こうした記載に親たちは焦り，読み書きができない我が子にドリルなどで特訓を始め，子どもに思うような成果がみられないと親は声を荒げ子どもは泣く（あるいは怒る），といった状況を生じてしまうことがある．

確かに現実として，年長組の子どもたちのほとんどはひらがなの読み書きができる．入学式のその日から自分の名前を読んで自分の机や靴箱を認識しなくてはならないという学習雑誌の記載に嘘はない．ただし，彼らは特別な教育を受けたわけではない．テレビや絵本（家になくても園には必

ずある)や他児に接する生活の中で自然に読み書きを身につける．もし仮に一般的な生活を送っていながら年長組でもひらがなの読み書きができるようになっていないとすれば，ただ単に練習を強いる(練習量を増やす)という方略ではなく，その子に合った工夫が必要かもしれない．社会的認知に不得手のある ASD では，たとえ高機能例であったとしても，字を覚えるべき必然性に気づいていなかったり，年齢相応の読み書きへの興味をもっていないことがある．その場合は，ただただ叱って練習を強要したり，「字が書けないと 1 年生になれない」と脅したりするのではなく，本人の偏った興味の対象を活用して文字学習への意欲を引き出していきたい．あいうえおと順に書けといわれても意欲がもてないかもしれないが，好きなキャラクター名を読めるようになりたい・書けるようになりたい，鉄道路線図の空欄(駅名)を書いて埋めたいとは思えるかもしれない．ASD の子どもたちの偏った興味は彼らの意欲を引き出す糸口である(同時に，興味のないことに取り組むことの苦痛の大きさ・困難さを生じる要因でもあるが)．子どもによっては手先の不器用さや目の使い方の不器用さ，あるいは学習症的側面のために，読めるようになりたいと強く願っていても読めない，書けるようになりたいと強く願っていても書けない子どももいるかもしれない．リハビリテーション領域の専門家は，例えば箸の使用についてどんな運動発達状況にある子どもでも 4 歳になったら必ず箸を練習しなくてはいけないとは考えないだろう．あるいは，箸を使うために必要な手の運動ができていなければ，まずその基本運動を獲得させるためアプローチを本人の興味を活用して検討するだろう．子ども一人ひとりの個別的な評価に基づくボトムアップの視点を，就学前の親たちは見失いがちになる．子どもはその子のペースで，その子にあったやり方で，技能を積み上げていく．発達という道筋において，最大 11 か月間の月齢差をもって通過する小学校入学という関門は実は単なる通過点にすぎないということ

を，リハビリテーション領域の専門家にこそ，指導実績をもって親に伝えて欲しいと願う．また，異なる月齢・異なる技能で通過する小学校入学だからこそ，入学時点の技能でその後の学校生活が決定づけられてしまうことのないよう配慮・対応されることも教育関係者に対して強く願っている．

2．ASD 特性に配慮した入学準備

ASD では未経験の事柄への不安が高く，新しい状況で強い戸惑いが示されることが多い．(小学校一般ではなく)入学予定の○○小学校が彼らにとって「なじみの場所」となるよう工夫することは大切な入学準備といえるだろう．通学路は是非ともなじみの道になっておいて欲しい．せっかくの登校練習も，親が不安感からキリキリと表情硬く子どもを連れて行くのではもったいない．親子で楽しく，入学を心待ちに，何度か小学校まで散歩することを親に提案する．就学時健診や(兄・姉が在籍児童であれば)運動会などの学校行事には，ただ本人を連れて行くだけでなく「幼稚園を卒業したら通える場所であること」を明確にして連れて行き，快適に過ごせた場所として彼らの記憶にとどめたい．本人の気に入ったポイントを写真に撮ってくるのもいいだろう．ASD の子どもたちにとって，自分の靴箱はどこで，自分の教室・机はどこかを，入学式の前日でもいいから実際にみて確認できたらどんなに彼らは安心だろうと思う(こうした情報は入学式当日に一斉に伝えることが動かしがたい規則のようで，許可されることは非常に稀ではあるが)．親から依頼があれば就学相談などで提出するための報告書を作成することも，専門家として対応すべき入学準備だろう．報告書には，どのような手助けで安心が得られやすいか・どのような状況で苦痛が強いかなどを，簡潔に具体例を挙げて記載するよう心がけたい．

おわりに

発達の偏りを具体的に把握することで，この子がどのようなことに苦痛を感じ(苦痛に耐え)，日々どのように努力し，(他の子どもに比べてで

はなく）この子としてどのような成果を挙げているのかを，親も専門家も実感をもって感じとることができる．診断を受けて数か月間の後の診察で，能力的な困難を知ったことで，「この子の努力がみえてきた」「あらためて愛おしくなった」「誇らしく思う」と親から報告されることがある．これが発達精神医学の視点を育児に導入する最大の利点だと筆者は考える．律儀にこだわれる ASD 特性も，エネルギーに溢れた ADHD 特性も，不都合の原因にもなるが，切り口によっては長所である．小学校入学という節目を前に，親子の不安は発達特性の負の側面を引き出す方向に作用しがちになる．「納得したことは最後までやり抜く子」「興味があれば極める子」と，例えば文字学習のスタイルを変えることで親に思い出してもらうことができれば，こうした負の循環を断ち切るきっかけが作れるかもしれない．どんな能力的困難があっても，子どもには今しかない子ども時代を楽しんでほしい．親には今しかない子ども時代の育児を楽しいでほしい．本稿がそのための一助となることを願っている．

特集／発達障害支援のマイルストーン
―就学支援を中心に―

就学時に必要なきょうだいへの支援

田中恭子*

Abstract 発達障害をもつ子とともに育つ子ども達（きょうだい児）は，特有の肯定的・否定的な感情や経験をもつ．多くのきょうだい児は様々な問題に対して適切に対応しようとするが，自分の感情を無理に抑えたり，行動化したりすることもある．発達障害はその有無のわかりづらさや障害特性のために，きょうだい関係に影響が及んだり，きょうだい児の負担や不満につながることもある．

　発達障害をもつ子の就学にあたっては学校やクラスを保護者が選択し，その理由をきょうだい児の理解に合わせて丁寧に説明することが大切である．学校生活の中できょうだい児は辛い体験を誰にもいえなかったり，1人で悩んでいることがある．きょうだい児の様子に日ごろから敏感であるように心がけ，いじめやからかいからきょうだい児を守り，負担をかけないよう気を付ける．保護者や支援者は，きょうだい児も安心して登校できる学校や家庭環境を整えていく必要がある．

Key words きょうだい児(siblings of individuals with developmental disorders)，両価的感情(ambivalent feelings)，適応(adjustment)

なぜ，きょうだいへの支援が必要か

　障害をもつ子とともに生活することは，家族全員の生活や精神状態に影響を及ぼす．大人ならば困り事や悩みを専門家に相談し，知識や経験によってある程度対応できるが，子どもであるきょうだいはうまく対応できないこともある．しかし多くのきょうだいは「良い子」として成長しているため，支援が必要と認識されることが少なく，忘れられがちな存在である．良い子であるからといって，気にかけなくて良いということではない．保護者や支援者は障害をもつ子のきょうだいの問題に気づき，必要な支援を提供していきたい．本稿ではなぜきょうだいへの支援が必要か，どう支援すべきかについて述べる．

きょうだい児の特有な感情

　障害をもつ子とともに育つきょうだい（以下，きょうだい児）は，特有な感情や経験をもつことが知られている[1]．一言では表現できない肯定的・否定的な両側面の気持ち（両価的感情）が特徴的である（表1）．

　様々な要因がきょうだい児の感情には影響しているとされるが，個人差が大きい．きょうだい順や性差による影響については諸説あり[2,3]，心理的負担が大きくなりやすい場合として，きょうだい児が姉・弟の場合，年下の場合などが報告されている．一般に，年上のきょうだい児，特に女児は障害をもつ子の面倒をみなければならないという気持ちをより強く持ちやすい傾向がある．年下きょうだい児の場合は，障害をもつ兄・姉よりも能力的に高くなる逆転現象が生じ，年下でありな

* Kyoko TANAKA，〒861-1116 熊本県合志市福原 208 独立行政法人国立病院機構菊池病院

表 1. きょうだい児の特別な感情や経験の例

●肯定的側面	
思いやり	障害のある者や弱い立場にある者への理解が深まり，他者への思いやりが育つ.
我慢強さ，忍耐強さ	障害のある者との生活で自分の思いを我慢したり待たねばならない場面が多くあり，辛抱強くなる.
ノーマライゼーション	障害や困難をもつ人たちに対して偏見や先入観をもつことなく，平等の意識が自然に身につく.
内的成熟	幼少の頃から様々な社会的経験をするため，精神的に成熟し，年齢に比し大人びて落ち着いている.
家族への誇り	困難をもちながらも努力し成長する障害のある者や家族の様子をみて尊敬し，誇らしく思う気持ちをもつ.
自立	障害のある者に親の手がとられることから，早くから自分のことは自分ですることが期待され，自主的に行動する.
職業への影響	医療・福祉・教育などの障害のある者とかかわる仕事を選択する者も少なくなく，自分の経験が役立っていると感じている.
●否定的側面	
プレッシャー	自分は親の期待に添わねば，障害のある者の世話をせねばと責任やプレッシャーを感じやすい.
寂しさ	親とかかわる時間が少なく，障害のある者を中心とした家族の生活になりがちで，寂しさや孤独を感じる.
不安	障害のある者の将来や親亡き後の生活，自分の結婚や出産などについて早くから心配したり不安を感じたりする.
怒り，不満	障害のある者の言動に腹がたつ. 親や周囲の対応に不満や不公平感をもつ. 周囲の差別や偏見へ怒りを感じる.
罪悪感，自己嫌悪	自分が楽しんだり幸せになることに申し訳なさを感じる. 障害のある者や親の苦労は自分のせいと考えたり，障害のある者に否定的な感情をもつ自分を嫌悪したりする.
過度の自制	甘えやわがままを出さないように我慢し，周囲に弱音をもらしたり頼ったりすることが少なく，自己抑制的になる.
恥ずかしさ	障害のある者の言動や一緒にいることに恥ずかしさを感じる. 自分のふがいなさや力不足を恥ずかしく思う.

がら兄・姉の世話をしなければならないことが心理的負担の背景として考えられている. 異性よりも同性のほうが，年齢差は近いほうがきょうだい関係に影響を及ぼすとされる. しかしそれらの要因だけでなく，きょうだい児の性格，親子や夫婦関係，日常生活の困難の程度など他の要因も複雑に関与しており，個別性を踏まえてきょうだい児を理解することが大切である.

きょうだい児の適応

きょうだい児は障害をもつ子と幼少の頃から生活をともにするという特異な経験の中で，複雑な心理発達過程を経て成長していく. "普通の"きょうだいとしての経験ももちろんあるが，例えば障害をもつ子に付き添って療育センターに毎月出かけるなど，同世代の子どもが経験しないことを経験する. また，聴覚過敏などの障害特性への配慮のために賑やかな場所に家族で出かけられないなど，同世代の子どもが経験していることを経験できなかったりする. そのような様々なストレスに対して，子どもなりに自身を守ろうとする防衛機制が働く. きょうだい児は非行などの反社会的な行動は少ない傾向にあるが，その他の不適応症状は15〜20％に及ぶという報告もある[4].

Siegelら[5]はきょうだい児にみられる特徴を4つに類型化している（**表2**）. すべてのきょうだい児がこれらに当てはまるわけではないが，状態を理解するうえで参考になる.

発達障害をもつ子どものきょうだい児の特殊性

1. 障害のわかりにくさ

発達障害は一見しただけでは障害の有無がわか

表 2. きょうだい児の適応のタイプ

親代わりする子ども Parentified Child	あたかも親のように障害児・者の世話をする．そのことによって周囲から評価され，きょうだい児も喜びを見出し，自分の役割であると考える．親や周囲の大人も助かるので容認していることが多い．しかしきょうだい児は本来の子ども役割を失ってしまい，自分自身を大切にして良いことを実感できなくなってしまう．
優等生になる子ども Superachieving Child	学業やスポーツなどで優秀な成績をとるように頑張る．障害児・者の分も自分が頑張らねばと思いこんだり，家族も期待を口に出したりする．頑張ること自体は悪いことではないが，必要以上に頑張りすぎて無理をしたり，頑張らないと家族を悲しませると考えて常に良い子でいようとするために気持ちが張りつめて疲労してしまう．
退却する子ども Withdrawn Child	家族とかかわることを極力避け，家族の注目を浴びないように努めている．家族もきょうだい児の問題には触れないようにしている．不安や心配があるにもかかわらず，問題の直視を回避しているだけで，潜在的にはきょうだい児は罪悪感や自責の念を抱えたままでいることもある．
行動化する子ども Acting-out Child	不満や怒りなどの感情を暴力などの不適応行動として表現したり，それらの行動によって親の注意を引こうとする．子どもらしい率直な反応ともいえる．親が真摯に向き合い，背景にある子どもの寂しさやきつさを理解できると良いが，行動のみを厳しく注意したり，きょうだい児への申し訳なさから黙ったままだったりすると行動化が激しくなる．

りづらく，発達障害の特性について説明を受けても子どもには理解することが難しい．一方できょうだい児は幼少の頃からともに育つ中で，説明を受けなくとも何となく様子が違うことに気づいていることもある[6]．特に知的障害を伴う発達障害をもつ子のきょうだい児は，比較的早期に障害について知ることが多いが，通常学級に在籍する知的障害のない発達障害の子どもの場合，きょうだい児は障害について全く知らないこともある．きょうだい児の気付きや理解の程度は様々である．

また，発達障害は発達領域によって得意・不得意のばらつきや凸凹があることが特徴だが，それゆえに周囲から誤解されやすい．「どうしてこんなに難しいことができるのに，こんなに簡単なことができないのか」と思われ，「頑張りが足りない」とみなされてしまうこともある．保護者や教師でさえ正しく理解することが難しく，きょうだい児はなおさらである．きょうだい児として肩身の狭い思いをしたり，周囲の誤解や無理解のために傷つくこともある．特に，自閉症スペクトラム（autism spectrum disorder；ASD）のきょうだい児は他の障害と比較してストレスを強く感じ，適応に問題を抱えてることが多い[7]，抑うつ傾向がみられる[8]など報告もある．

2．障害特性による影響

ASDの子どもは社会性やコミュニケーション，イマジネーションの領域に苦手をもつが，これらの特性がきょうだい関係に影響を与えることがある[9]．例えば，ASDの子どもはきょうだい児が嫌がっていることに気づかずちょっかいを出し続ける，同じ話を何度も聞かされる，ASDの子どもが勝つまでゲームに付き合わねばならないなどのことがあるかもしれない．もちろん，ASDの子どもの良さもあり仲の良いきょうだいもいるが，ASD特性に関連した生活しづらさへの対処法をきょうだい児が知らないと，関係が悪くなる場合もある．

ADHD（注意欠如・多動症）の子どものきょうだい児では，家がいつもうるさい，きょうだい児の物を壊されたり失くされたりするなどのことがあるかもしれない．LD（学習障害）の子どものきょうだい児では，年下きょうだい児のほうが学力が高くなってしまうなどのことがあるかもしれない．また複数の発達障害を同時にもつことも稀ではなく，きょうだい児にとって状況はより複雑になる．

就学に関連した問題

1．学校やクラスの選択について

発達障害をもつ子が就学する際，学校や学級の選択に保護者は真剣に悩む．基本的には障害をもつ子にとって最も良い環境や条件を考えて保護者が選択するべきと考える．発達障害をもつ子が安心して楽しく学校生活を送ることが，きょうだい児にとってもプラスになるからである．

筆者は，重い障害をもつ子の入学時に，姉が「同じ学校が良い，私が面倒をみたい」と述べたことが保護者の学校選択の決め手になり，「立派なお姉ちゃんですね」と報道した番組をみて違和感を抱いたことがある．きょうだい児はどうすれば保護者が喜ぶかを感じ取り，優等生的な回答をしてしまうものである．発達障害をもつ子が入学する際には，保護者がどのように考えて学校やクラスを選択したかをきょうだい児に伝え，気持ちを聞くと良い．「嫌だな」などのネガティブな意見があったとしても「そんなふうにいったらだめ」と叱るのではなく，きょうだい児の正直な気持ちに耳を傾けてほしい．

2．違う学校に入学する場合

発達障害をもつ子が特別支援学校へ，または通級指導教室利用のために他校へ通う場合には，きょうだい児にはその理由を説明することが必要である．学校行事が別々にあったり，保護者が発達障害をもつ子の送迎に時間を多くとられてしまうこともある．保護者はどうしてもきょうだい児とかかわる時間が少なくなりがちなので，きょうだい児が我慢したり寂しい思いをしたりしていないかなど，支援者が気にかけておくと良い．

3．同じ学校に入学する場合

発達障害をもつ子が特別支援学級に在籍，または校内の通級指導教室に通う場合には，きょうだい児は支援の状況を目の当たりにして，「何で○○（発達障害をもつ子）は△△教室に行くの？」と疑問に感じる．他校へ通う場合と同様に，きょうだい児の理解に合わせて理由を説明する必要がある．「○○ちゃんは静かな教室のほうが集中できるから」「○○君は言葉が苦手だから練習しに行くんだよ」など，メリットや目的を伝えると納得しやすい．

発達障害をもつ子が通常学級に在籍する場合もある．きょうだい児には障害の状態を知らされていない場合もあるが，下記に述べるようなトラブルがあることもあるため，きょうだい児の様子にも注意が必要である．

きょうだい児への支援

1．いじめやからかいから守る

発達障害をもつ子はいじめやからかいに遭う割合が高い[10]とされるが，きょうだい児も直接・間接的に同様の経験をしていることがある．発達障害をもつ子をいじめるような言動を見聞きしたり，きょうだいであるということで嫌がらせや仲間はずれにあったりすることもある．

きょうだい児は，自分が発達障害をもつ子のことで辛い体験をしていることを保護者が知ると悲しむからと考え，黙っていることがある．思いやりが深く我慢強い子ほど，そのような反応をしがちである．保護者や支援者はきょうだい児の様子がいつもと変わりないかに敏感でありたい．何となく元気がない，体調不良が多い，学校に行きたがらないなどのことがあったときには，信頼できる大人がきょうだい児に何か困っていることがないかをそっと聞いてみると良い．そのような事実がある場合には，発達障害をもつ子も，もちろんきょうだい児も悪くないことを保証し，周囲が適切に対応することできょうだい児も安心できる．

2．きょうだい児に過剰な負担をかけない

きょうだい児に実年齢以上のことを任せたり，保護者や教師が果たすべき役割を頼んだりしないように気を付ける．例えば毎日の登下校やトイレ誘導をきょうだい児に頼んだり，「きょうだい児のいうことはよく聞くから」と発達障害をもつ子のお世話を任せたりなどのことが時に見受けられる．このようなことが続くときょうだい児は周囲の大人に対して不満を感じたり，学校生活が辛くなってくる．きょうだい児の我慢や頑張りに甘えすぎないようにし，きょうだい児にご褒美を設定したり（例：きょうだい児のためのお出かけの日を設ける），労いや感謝を伝えたりすると良い．

3．情報を提供する

きょうだい児の困り事の多くは，「知らない」ことに由来している[3][6]．なぜ自分のきょうだいが別の学校に行くのか，友達に聞かれたときに何と説

明したらいいのか，自分も来年は△△教室に行かなければならないのか…きょうだい児は疑問や不安がいっぱいである．きょうだい児の中には，このような質問を保護者や他人に聞いてはいけないのではないかと思い，1人で悩んでいる子もいる．保護者や支援者は折に触れてきょうだい児に適切な情報を提供し，きょうだい児の悩みや疑問に答えていくと良い．

おわりに

就学は発達障害のある子や保護者にとってだけでなく，きょうだい児にとっても重大なライフイベントの1つであり，環境や学校・家庭生活の変化を生じる．きょうだい児への丁寧な説明と，きょうだい児の気持ちの理解が鍵である．

忘れられがちであるが，保護者も支援者も心の片隅にはきょうだい児の存在をいつも気にかけておきたい．きょうだい児が発達障害のある子とともに楽しく，安心して学校生活を送ることができるならば，双方の成長に良い影響をもたらす．発達障害をもつ子にとってきょうだい児は頼りになり，友人関係や社会的スキルを学ぶうえでモデルになるかもしれない．きょうだい児にとって，発達障害をもつ子の頑張りは誇らしく，思いやりや感謝の気持ちをもつ人に育つことができるだろう．学校生活を通して育まれる良好なきょうだい関係は，生涯続くきょうだい関係の支えとなるのである．

文　献

1) Meyer D, et al：Shibshops：Workshops for Siblings of Children with Special Needs. Paul H. Books Publishing, 2007.
2) 西村辨作：発達障害児・者のきょうだいの心理社会的な問題．児童青年精医と近接領域，**45**：344-359，2004.
3) サンドラ・ハリス(著)，遠矢浩一(訳)：自閉症児の「きょうだい」のために．お母さんへのアドバイス，ナカニシヤ出版，2003.
　Summary きょうだい児の心理やきょうだい関係について解説した保護者や支援者は必読の良書．
4) Breslau N, et al：Psychologic Functioning of Siblings of Disabled Children. *Pediatrics*, **67**：344-353, 1981.
5) Siegel B, et al：What abut me? Growing upwith a developmentally disabled sibling. New York Press, 1994.
6) Tanaka K, et al：Informing children about their sibling's diagnosis of autism spectrum disorder：An initial investigation into current practices. *Research in Autism Spectrum Disorders*, **5**：1431-1429, 2011.
　Summary 自閉症スペクトラムのきょうだい児が障害特性に気づいた時期や，疑問の内容，保護者の説明について調査した論文．
7) Rodrigue JR, et al：Perceived competence and behavioral adjustment of siblings of children with autism. *J Autism Dev Disord*, **23**：665-674, 1993.
8) Gold N, et al：Depression and social adjustment in siblings of boys with autism. *J Autism Dev Disord*, **23**：147-163, 1993.
9) 田中恭子：自閉症スペクトラムのきょうだい支援．加我牧子ほか(編)，発達障害児・者診断治療ガイド，80-87，診断と治療社，2006.
10) 宇野洋太：発達障害と学校精神保健．精神科治療，**31**：457-464，2016.

特集／発達障害支援のマイルストーン
―就学支援を中心に―

就学前から就学後を見通した発達精神医学診療

木本啓太郎[*1] 松本英夫[*2]

Abstract 就学は児童や家族にとって大きなライフイベントである．2005年に施行された発達障害者支援法により，神経発達症の早期発見の重要性が社会に広く知られるようになり，体制が整備されてきた．しかし，早期発見により就学前から適切な支援を受けていても，就学という大きな環境の変化により，後に抑うつや不安の増強，不登校などの二次障害が出現することも少なくない．それは，就学前の生活と比較して，学校生活ではより集団行動を要求され，学習にも本格的に取り組む必要があるからである．そのため，神経発達症の特徴を有する児童は，発達特性への具体的な対応方法を助言され，周囲から必要な支援を受けなければ，学校生活が辛い経験となり得てしまう．児童が充実した学校生活を送るために，就学前から就学後を見通した具体的な工夫や合理的配慮を検討していくことが，発達精神医学診療では重要である．本稿では，就学に向けた診療の流れや具体的な評価の方法や対応について述べる．

Key words 神経発達症(neurodevelopmental disorders)，就学前(preschool)，評価(assessment)，対策(measures)

はじめに

DSM-5[1]の neurodevelopmental disorders は従来の「発達障害」に相当する用語であるが，訳語は「神経発達症」が使用されることが一般的になっている．そのため本稿では「発達障害」ではなく「神経発達症」を用いる．

さて，就学は児童や家族にとって大きなライフイベントである．そのため，児童精神科外来では担当医が，「就学はどうすれば良いか」と家族からしばしば質問を受けることがある．発達特性のある児童の家族が，就学について不安や悩みを持ち，我々専門家に相談しようと考えることは自然な流れである．しかし，我々医療者は障害の特性が個人によって多様であるため，画一的に助言をすることはできない．そのため，これまでに家族からの漠然とした質問に戸惑い，具体的な助言ができなかった経験を持つ医療者も多いのではないかと思われる．

2005年に施行された発達障害者支援法により，神経発達症の早期発見の重要性が社会に広く知られるようになり，体制が整備されてきた．しかし，早期発見により就学前から適切な支援を受けていても，就学という大きな環境の変化により，後に抑うつや不安の増強，不登校などの二次障害が出現することも少なくない．神経発達症の児童が，より充実した学校生活を送るためには，医療者が就学に際して児童の発達特性を正しく評価し，支援の方法を具体的に提示する必要がある．本稿では，就学に向けた診療の流れや具体的な評価の方法や対応について述べる．

就学に向けた診察の流れ

就学に向けた面談では，診察の冒頭に児童と家

[*1] Keitaro KIMOTO，〒259-1193 神奈川県伊勢原市下糟屋143 東海大学医学部専門診療学系精神科学，助教
[*2] Hideo MATSUMOTO，同，教授

族に対して，就学に向けてどのような心配事があるのかを確認する必要がある．外来における主訴の確認と同じである．当事者は5歳か6歳という年齢の未就学児であるため，就学後の学校生活を想像し，治療者に心配事を伝えることは難しい．そのため多くの場合は，家族が就学に関する不安な点を挙げることになる．本人か家族が具体的な問題点を挙げれば，その問題点について検討する．具体的な例としては，「名前が書けない」などの学習に関連したことや，「席を立って歩いてしまう」など行動に関連したこと，「友人がいない」など対人関係に関連したことなどである．具体的な心配事がない場合は，後述する日常生活や診断に関する項目の聞き取りを行う．

知的能力の問題が疑われた場合は，問診を行い，必要があれば田中ビネー知能検査[2]や新版K式発達検査[3]などの知能検査を行う．問診と心理検査の結果を踏まえて診断や併存症の有無について評価を行う．そして，知的能力症やその他の神経発達症に該当し，さらに情緒や行動面の問題がある場合には，異常行動チェックリスト日本語版（ABC-J）[4]を用いて情緒や行動面の評価を行うこともある．その後，本人の持つ特性を踏まえて，具体的にどのような支援が必要になるのかを検討する．

就学時に検討すべき具体的な評価内容

幼稚園や保育園など就学前には，日常生活に対して十分な支援がなされていることが多い．しかし，小学校以降は集団行動が重視され，学習の比重も就学前と比較して大きくなるため，基本的な日常生活は自立していなければならない．以下に具体的な評価内容を挙げる．

1．日常生活（食事，排泄，身支度，離席の有無など）

日常生活における確認事項は，食事と排泄，身支度，離席の有無などが挙げられる．食事に関しては，1人で食事摂取が可能か，偏食の有無などを確認する．排泄に関しては，オムツが取れているか，1人で排泄することができるか，排泄したいときに他者に適切に伝えることができるのかなどを確認する．また，登校するための身支度ができるかどうか，授業の準備ができるかどうかなども確認する．離席が目立つ場合もあり，診察場面において児童が椅子にしっかり座れるのかどうかを参考にしても良い．

2．対人関係

対人関係における確認事項としては，同世代の友人や担任をはじめとする大人との相互的な関係を適切に構築できるのかを確認する．評価方法として，まずは幼稚園や保育園の担任から，友人関係での問題の指摘があるかどうかを確認する．加えて，集団での評価として，公園で遊ぶ際に本人が他の児童にどのように振る舞うかなどを聴取する．一対一の対人関係での評価としては，友人とのかかわり方が，受動的にも能動的にも一方的になっていないかどうかを確認する．

3．コミュニケーション

自身の要求や考えや思いを言語や非言語的コミュニケーションを用いて表現することができるかどうかを確認する．コミュニケーション能力は，就学後の友人関係や教員との関係に大きくかかわってくるため慎重に評価する必要がある．そのためには，家庭や集団生活のうえでのエピソードを丁寧に聴取していく．具体的には遊びのなかで，同世代の児童と相互的なコミュニケーションが可能かどうかを聴取するとわかりやすい．加えて，診察室で本人と話し，質問に対して的を得た返答ができるのか，一方的な会話になっていないかなどを評価する．

4．学習

本格的な学習を行っていない児童も多いことから，ここでは自身の名前を書くことができるのか，指示に従い図形や絵を描くことができるか，絵本に年齢相応に集中できるかどうかなどを評価する．

診断基準について

　神経発達症に関しては，主に2つの診断基準を用いている．1つは世界保健機関（WHO）が定めたInternational Statistical Classification of Diseases（ICD）である．ICDは，疾病・障害・死因の統計分類であるとともに，行政や保険診療制度においても利用されている．本邦で現在使用されているものはICD-10である[5]．2つ目はアメリカ精神医学会の定めたDiagnostic and Statistical of Manual disorders（DSM）である．最新のものはDSM-5であり，本邦では2014年6月に日本語版が刊行されている[1]．以下の具体的な各疾患の概説は，DSM-5に基づいて行う．

　神経発達症群は，「典型的には学童期以前に出現する，通常の発達とは異なることで特徴づけられ，そのために日常生活や社会生活の困難をきたす状態」と定義されている．神経発達症群には，自閉スペクトラム症（autism spectrum disorder；ASD），注意欠如・多動症（attention-deficit/hyperactivity disorder；ADHD），コミュニケーション症群（communication disorders），限局性学習症（specific learning disorder），運動症群（motor disorders），知的能力障害群（intellectual disabilities），などがある．以下に各々の診断分類について概説する．

1．自閉スペクトラム症（autism spectrum disorder；ASD）

　ASDの基本的な臨床像は，持続する相互的な社会的コミュニケーションや対人的相互反応の障害，および限定された反復的な行動，興味，または活動の様式である．これらの特性が発達早期から認められ，日々の活動が障害されている．症状の重症度や年齢などにより大きく変化するため，スペクトラムという言葉で表現される．また，聴覚過敏などの感覚過敏を有していることが多いため，集団生活において対応が必要となることがある．

　ASDに対するアセスメントツールとしては，養育者へのインタビュー形式で評価を行うPARS-TR[6]や，児童を直接観察もしくは養育者へのインタビューによって評価を行う新装版CARS（カーズ）—小児自閉症評定尺度—THE CHILD-HOOD AUTISM RATING SCALE[7]などがある．

2．注意欠如・多動症（attention-deficit/hyperactivity disorder；ADHD）

　ADHDの基本的な臨床像としては，日常生活および社会生活のなかで支障をきたすほどの多動性，衝動性，不注意またはそのいずれかが持続している状態である．ただし4歳以前では，明らかな多動症状があれば診断されることがあるが，小学校入学以降になって初めて同定されることが多い．就学時にはASD以外の明らかな併存症を有していることは少ないが，青年期以後は気分障害や不安障害，物質使用障害，パーソナリティ障害など多くの併存障害を伴う可能性があるため注意が必要である[8]．ADHDに対するアセスメントツールとしては，養育者や保育園の教員などに記入してもらうADHD-RS[9]などがある．ただし，ADHD-RSは対象年齢は5〜18歳までである．

3．コミュニケーション症群（communication disorders）

　コミュニケーション症群の基本的な臨床像としては，会話のなかで相槌を打つなど，状況や相手の要求に応じてコミュニケーションの方法を変えることの困難である．言語症や語音症，小児期発症流暢症，社会的（語用論的）コミュニケーション症，特定不能のコミュニケーション症に分類されている．言語症や語音症，社会的（語用論的）コミュニケーション症に関しては，言語，会話および社会的コミュニケーションの発達および使用における欠陥で特徴づけられる．小児期発症流暢症は，反復的な音声または音節，単語が途切れること，会話の正常な流暢さなどによって特徴づけられる．

　言語発達に対するアセスメントツールとしては，ITPA言語学習能力診断検査[10]や国リハ式＜S-S法＞言語発達遅滞検査[11]，言語・コミュニ

ケーション発達スケール（LC スケール）[12]，PVT-R 絵画語い発達検査[13]，J-COSS 日本語理解テスト[14]などがある．また，言語発達に特化した検査ではないが，ウェクスラー知能検査[15]や新版 K 式発達検査[2]などでは言語発達と言語以外の側面で分けて評価を行うことができる．しかし，両者ともに言語発達の遅れの有無は推測可能であるが，さらに詳細な評価を行うことはできない[16]．

4．知的能力障害群（intellectual disabilities）

知的能力障害の基本的な臨床像としては，論理的思考や判断，計画，学習のような全般的精神機能の欠陥によって特徴づけられており，それらの欠陥により日常生活や社会生活などの複数の場面における適応が障害される状態である．

これまでは知能指数による重症度の分類が採用されていたが，DSM-5 では知的能力を概念的領域・社会的領域・実用的領域の3つの領域に分類し，その臨床像により重症度を特定することとなった．すなわち，これまでの知能検査の IQ 測定による操作的な診断基準だけではなく，測定値に医師の評価による臨床所見を加えて診断することとなった．そのため，知能検査を行ったうえで臨床所見から評価していく必要がある．

知的能力に対するアセスメントツールとしては，田中ビネー知能検査[2]や新版 K 式発達検査[3]，ウェクスラー知能検査などがある．

5．限局性学習症（specific learning disorder）

限局性学習症の基本的な臨床像としては，読字や算数，書字の領域に関して効率的かつ正確に情報を理解し処理する能力に特異的な欠陥により特徴づけられる．ただし，未就学児は一般的に未だ読字や算数，書字を習得しておらず，未就学児において限局性学習症と診断することはない．就学後に特定の学習領域に遅れがある場合に考慮する必要がある．

6．運動症群（motor disorders）

運動症群は，大きく分けて発達性協調運動症と常同運動症，チック症群に分類される．基本的な臨床像としては，発達性協調運動症は協調運動技能の獲得や遂行が，年齢や環境などから期待される水準よりも明らかに劣っており，そのため日常生活に支障をきたすほどの不器用さや運動技能の不正確さに特徴づけられる．常同運動症は，何かに駆り立てられているかのような一見目的のないようにみえる運動，例えば手をパタパタと振る，体を揺する，自分自身を噛む，または叩くといった運動で特徴づけられる．チック症群は，多彩な運動チックや音声チックもしくは，その両方を認めることで特徴づけられる．

運動能力に対するアセスメントツールとしては，日本版ミラー幼児発達スクリーニング検査[17]や日本版感覚統合検査である感覚処理・行為機能検査[18]などがある．ただし，児童精神科領域において運動能力の詳細な検査を行うことは少ない．

予測され得る支援の要点： 主な神経発達症の行動特徴の理解と対応

就学後に普通級に在籍するのか，特別支援学級や特別支援学校を選択したほうが良いのかと相談されることも多い．その際は，前述した評価に加えて，就学前の集団行動を長期間観察した幼稚園や保育園の担任などからの評価も考慮し，医学的観点から就学以降の学習環境の提案を行う．

最終的な学習環境の選択に際して，本人や家族に就学後の学習環境を見学してもらう必要がある．見学することで，本人や家族が就学後の具体的なイメージを持ちやすくなり，どの学習環境が本人にとって適切なのかを医療者や教員とともに話し合うことができる．

神経発達症の特性が顕著なため就学後に対応に苦慮することが予測される場合は，具体的な指導方法などを学校側へ提案する．まずは，家族から学校へ相談してもらい，詳しい情報共有が必要な場合は，医療者と教育現場が保護者の同意のもとで直接的なやり取りを行う．提案方法としては学校側に手紙を書くことなどの手段も有効である．

以下に神経発達症の特性と関連する相談頻度が高いものを挙げ，具体的な対応方法について述

べる.

1. 自閉スペクトラム症(ASD)

対人関係の構築ができず集団活動への適応が難しい場合は,対人トラブルが増加することが予測される.そのため,問題発生時には早めに対応し,いじめなどの問題に発展しないように注意するように学校側に依頼する.また,クラス全体への集団指示を自身への指示として認識できないこともある.この場合は,集団指示の後に,個別の指示を加えるなどの配慮が必要である.急な予定変更により過度に不安や緊張が高まる場合は,年間スケジュールから1日のスケジュールに至るまで可能な限り早めに児童に提示し,見通しの悪さに起因する不安が軽減するように配慮する.聴覚や触覚などの感覚過敏を有することもある.大きな音が苦手な児童に対してはイヤーマフを使用する.味覚過敏が強く給食で食べられない物が多い場合は,保護者から具体的な内容を学校側に事前に知らせておき,無理な指導がないように学校側と特性に関する情報を共有する.

2. 注意欠如・多動症(ADHD)

不注意症状として忘れ物や失くし物が目立つことがある.この場合は,家族に協力してもらい,前日に持ち物の確認を行う.また,提出物などは担任との連絡帳を用いることも有効である.多動・衝動性としては,離席や授業中に騒いでしまうこともある.注意がそれてしまうことが多動・衝動性に大きく関連している場合には,席の位置を教員の近くにして本人に過剰な感覚的情報が入らないように配慮を行う.

3. 知的能力障害群(intellectual disabilities)

日常生活動作や学習における問題など様々な面において配慮が必要となる.日常生活における問題点であれば,自宅での工夫を学校生活にも取り入れることができるかを検討する.学習に関しては,科目により普通級で学習することが可能なのか,特別支援学級や取り出し授業などの必要性があるのかを検討する.

4. 限局性学習症(specific learning disorder)

特定の学習分野での躓きが就学後に徐々に明らかになることがある.特定の学習分野にのみ極端な苦手さが出現する場合は注意が必要であり,就学後の学習状況を確認していく必要がある.

5. 運動症群(motor disorders)

授業における配慮が必要となることもある.まずは,児童の特徴を学校側に知らせておき,その後どこまで配慮を行う必要があるのかを具体的に学校側と話し合う.また,チック症群の中には重篤な症状が出現するものもあり,クラスメイトに対してチック症の疾病教育を行い,理解を求めなければならなくなることもある.その場合は,どのようにクラスメイトへ伝えるのかを本人や保護者,学校側と話し合う必要がある.

おわりに

就学は児童や家族にとって大きなライフイベントであり,児童に適したより良い学習環境を提案するためには医学的な観点から適切に評価し,支援方法を考えていく必要がある.就学後は就学前の生活と比較し,集団行動をこれまで以上に要求され,学習にも本格的に取り組む必要がある.そのため,神経発達症の特徴を有する児童には学校生活が辛い経験となり得てしまう.児童にとって,より充実した学校生活を送るためにはどのような工夫や合理的配慮が必要となるのかを就学前から就学後を見通して,具体的に検討していくことが,発達精神医学診療では最も重要である.

文　献

1) 高橋三郎ほか:DSM-5 精神疾患の診断・統計マニュアル.医学書院,2014.
   Summary　精神科で現在使用している診断基準の1つである.
2) 杉原一昭ほか:田中ビネー知能検査 田研出版V(ファイブ).田中教育研究所,2003.
3) 生澤雅夫ほか:新版 K 式発達検査 2001 実施手引書.京都国際社会福祉センター,2001.

4) 小野善郎ほか：異常行動チェックリスト日本語版（ABC-J）による発達障害の臨床評価．じほう，2006.

5) 融　道男ほか：ICD-10 精神障害および行動の障害　臨床記述と診断ガイドライン．医学書院，2005.
Summary 精神科で現在使用している診断基準の1つである．改訂版が発行される見通し．

6) 一般社団法人 発達障害支援のための評価研究会：PARS-TR，金子書房，2018.

7) 佐々木正美ほか：新装版 CARS（カーズ）—小児自閉症評定尺度—THE CHILDHOOD AUTISM RATING SCALE．岩崎学術出版社，2008.

8) Biederman J, et al：Patterns of psychiatric comorbidity, cognition, and psychosocial functioning in adults with attention deficit hyperactivity disorder. *Am J Psychiatry*, **150**：1792-1798, 1993.

9) 市川宏伸ほか：診断・対応のための ADHD 評価スケール ADHD-RS（DSM 準拠）．明石書店，2008.

10) 上野一彦ほか：ITPA 言語学習能力診断検査（1993 年改訂版）手引．日本文化科学社，1993.

11) 小寺富子ほか：国リハ式＜S-S 法＞言語発達遅滞検査マニュアル（改訂第 4 版）．エスコワール，1998.

12) 大伴　潔ほか：LC スケール増補版．学苑社，2013.

13) 上野一彦ほか：PVT-R 絵画語い発達検査手引．日本文化科学社，2008.

14) J.CROSS研究会：J-COSS日本語理解テスト．風間書房，2010.

15) David Wechsler：日本版WISC-Ⅳ理論・解釈マニュアル．日本版WISC-Ⅳ刊行委員会，日本文化科学社，2010.

16) 特定非営利活動法人 アスペ・エルデの会，厚生労働省：平成 24 年度障害者総合福祉推進事業 発達障害児者支援とアセスメントに関するガイドライン．2013.〔www.as-japan.jp/j/file/rinji/assessment_guideline2013.pdf〕（2019 年 2 月 10 日閲覧）

17) 佐藤　剛ほか：日本版ミラー幼児発達スクリーニング検査　検査マニュアル．HBJ 出版局，1989.

18) 日本感覚統合学会（監修）：JPAN 感覚処理・行為機能検査実施マニュアル．パシフィックサプライ．2011.

特集／発達障害支援のマイルストーン
―就学支援を中心に―

発達障害の地域支援におけるインターフェイスと就学支援

本田秀夫*

Abstract 本稿では，筆者が考案した地域支援のシステム・モデルを紹介し，就学支援における実践を示した．発達障害の子どもたちを地域で支援するためには，医療・保健・福祉・教育の多領域チーム・アプローチによる息の長い支援が必要となる．なかでも幼児期から就学にかけての支援では，保護者に対する十分な教育と心理的支援が必要となる．地域支援システムづくりでは，具体的な支援の場をサブシステムとして想定するだけでなく，つなぎ・連携を主たる機能とするインターフェイスを明示すると良い．就学支援では，幼稚園・保育園から小学校への情報の引き継ぎ，そして幼児期の療育や相談の場から特別支援教育や放課後等デイサービスへの引き継ぎが，インターフェイスに相当する．これらが円滑に行われるためにどのような制度や事業を作り，誰がどのようにかかわるのかを，地域の事情に合わせて定めておく必要がある．その際，個人情報保護が必要であるのは，いうまでもない．

Key words 発達障害(neurodevelopmental disorders)，地域支援システム(community system)，インターフェイス(interface)，就学支援(support for starting school)，保護者支援(support for parents)

はじめに

発達障害は，早ければ乳児期，遅くとも就学前後までには特有の発達特性が顕在化し，すべてのライフステージを通じて何らかの支援ニーズが持続する．一見症状が薄い人も，周囲の人と自分との違いに悩む，誤解されて孤立するなどの問題が生じることがあり，その結果として抑うつや不安などの精神症状の出現・いじめ被害・不登校・ひきこもりといった二次的な問題を呈することがある．また，子どもは環境によって心理的影響を受けやすい．特に，主たる養育者の不在や虐待などは安定した愛着形成を阻害し，情緒発達に大きな影響を及ぼす．そこで，家族機能への介入や適切な生活環境の保障が極めて重要となる．さらに，子どもの精神保健は，学校教育の関与による影響を強く受ける．教科学習，課外活動，友人関係などは，子どもの知的発達や人格形成にとって重要な役割を果たす．以上より，発達障害の子どもたちを地域で支援するためには，医療・保健・福祉・教育の多領域チーム・アプローチによる息の長い支援モデルが必要となる[1]．

本稿では，「インターフェイス」を鍵概念とした地域支援システムづくりの考え方を紹介するとともに，就学支援をめぐる実践について述べる．

発達障害の子どもの就学支援の考え方

発達障害の子どもたちの就学支援を考える大前提は，「現在の我が国の通常学級に，発達障害の特性がある子どもを何の配慮もなく参加させることは，後の二次的な問題(以下，「二次障害」)のリスクを増す」ということである．そしてもう1つの前

---

* Hideo HONDA, 〒390-8621 長野県松本市旭3-1-1 信州大学医学部子どものこころの発達医学教室，教授／同附属病院子どものこころ診療部，診療部長

提は,「発達障害の特性がある子どもの保護者たちの多くが,密な支援を受けなければ,我が子を通常学級に何の配慮もなしに入れることを,むしろ積極的に希望する」ということである.

近年のインクルーシブ教育の考え方の普及や合理的配慮の義務化によって,発達障害の特性があっても通常学級に参加しやすくなることが期待される.しかし,合理的配慮はあくまで標準的(定型発達向け)カリキュラムに参加しやすくするための配慮に過ぎない.自閉スペクトラム症の子どもが自分の得意領域を十分に伸ばすことや,ADHD(注意欠如・多動症)の子どもが自分のうっかりミスをカバーするための処世術を学ぶことなど,各自の特性に応じた特別な教育を保障する場は,通常学級だけでは不十分である.これらを学ぶ場として,特別支援学級や通級指導教室が制度的に用意されているのである.通常学級において合理的配慮を受けることと,特別支援学級や通級指導教室で特性に特化した密な教育を受けることは,どちらも発達障害の子どもにとって当然の権利である.それがないと,本人がいずれ社会参加に違和感を覚え,自信や自己肯定感が低下するリスクが高まる.

一方,我が国の保護者の多くは,既存の社会システムに順応するように我が子が育つことこそが育児や教育の目標であることを,信じて疑わない.ところが既存の社会システムの多くの部分は定型発達の人たちに都合良くできているため,発達障害の人たちがそれに全面的に合わせようとすると過剰適応となり,二次障害が生じやすくなる[2].幼児期のうちに保護者が我が子の発達障害の特性に気づいた場合,それを少しでも目立たなくして何とか通常学級で問題なく過ごせるように育てることを目指すことが,二次障害の温床となるのであるが,まさにそのことこそを多くの保護者が目指してしまうのである.

したがって,幼児期から就学にかけての支援では,保護者に対する十分な教育と心理的支援の体制が必要となる.我が子特有の特性について整理し,それらの特性がおそらくは成人しても持続する可能性が高いこと,保護者がそのことに否定的な感情を抱くことによって,将来子ども本人の自信や自己肯定感が大きく損なわれる可能性があることを学ぶことは,極めて重要である.特性の整理にあたり,必要に応じて診断名の告知も行う.さらに,幼稚園・保育園におけるインクルージョンの場でどのような配慮をすれば本人が楽しく有意義な時間を過ごせるか(集団に沿って問題行動を起こさずに過ごすことは必ずしも目標ではない)を学び,児童発達支援事業所や療育の場で個別性の高い配慮を受けることによって,インクルージョンだけでは得られない特性特異的な発達が得られることを体感する.これらが幼児期のうちに行われることによって,保護者は我が子の発達障害の特性をポジティブに実感し,過剰適応とは異なる独自の社会適応の道があることに希望を持つことができる[3].

一方で,保護者の中には,それまでの人生の大半において,社会に順応することを最大の目標としてきた人もいる.そのような保護者にとって,発達障害の子どもを健やかに育てるためのストラテジー自体が従来の自身の価値観を大きく転覆させるものであり,それは深刻なストレス,場合によってはトラウマ体験になる.一部には,支援者の協力に対して否定感情を抱く保護者もいる[4].発達障害の子どもの支援にあたっては,保護者のメンタルヘルスに考慮した心理的支援が欠かせない.そのために,保護者のメンタルヘルスに対するアセスメントも必要となる[5].

こうした密な支援を子どもが幼児期のうちに受けることの延長に,就学支援があるのである.我が子の特性に特化した配慮を受けることができると子どもがどれだけ意欲的に社会参加できるかを体感した保護者は,そのイメージに少しでも近い状態で学校生活に移行させようと考えることができる.したがって,我が子に適した環境調整を学校に求めるのは当然のことである.学校側には,それに応じる義務がある.そこに,情報を引き継

ぐ必然が生じる.

地域支援システムによる発達障害の子どもの支援

1. インターフェイスの設定

縦割りの組織で構成される我が国の公的サービスにおいて行政が描くいわゆる「ポンチ絵」は,往々にして組織中心の構図となっている.組織は四角や丸などの図形として描かれ,図形の中に名称が書かれている.しかし,連携はベクトルのように矢印1本で,傍らに「連携」の文字が書かれているだけであることが多い.行政において連携は,誰がどこの場で行うかが明示されないままに,現場の実務担当者の誰かが自主的に行うことを期待されているのが現状である.地域システムづくりにおいて本気で連携を考えるのであれば,システム図の中でベクトルでなく四角や丸といった面積のある図形として連携を記載するとともに,どのような法制度上の根拠に基づいた何という事業で,どの組織あるいは職種が担うのかを明記し,連携という機能を専属で担う人を配置しなければならない.

筆者らは以前に横浜市での実践を通して,乳幼児期から成人期まで一貫した発達障害の地域支援システムのモデルを提案した[6].この中で筆者らは,システムを構成するサブシステム間をつなぐ「インターフェイス」を鍵概念として提唱した.地域支援システムをつくるには,基本的なシステム図を描いておく必要がある.その際,具体的な支援の場をサブシステムとして想定するだけでなく,それらをどのような関係でつなぎ,連携させるかも意識しておかなければならない.そのような,つなぎ・連携を主たる機能とするのがインターフェイスである.不確実さを無視したり排除したりするのではなく,それ自体を真正面から対象として扱う独立したステップを設定するのである.

2. 3階層モデル

発達障害の特性のある子どもたちは,必ずしも全員が医療の対象となるわけではない.したがっ

て,発達障害に関する理解のある心理・社会・教育的支援を充実させて,そこを中心とした支援体制をつくり,必要に応じて医療にアクセスするというモデルのほうが妥当である.そこで筆者は,「日常生活水準の支援(レベルⅠ)」,「専門性の高い心理・社会・教育的支援(レベルⅡ)」,「精神医学的支援(レベルⅢ)」からなる3階層モデルによる支援システムづくりを提唱した[7].レベルⅠの支援を担うのは,乳幼児期は市町村の母子保健や保育・幼児教育,学童期は学校であり,レベルⅢの支援を担うのが医療機関(発達障害の診療のできる小児科・児童精神科・精神科)である.専門的支援に関する現場の主役は多くの場合,レベルⅡの支援であり,これを担うべき機関やスタッフを特定したシステムづくりが必要である.日常的に最も子どもや保護者との接点が多くなるのはレベルⅠのスタッフであるため,レベルⅠのスタッフがどれだけ子どもの特性を把握して,それに応じた支援ができるようになるかが,鍵となる.そのためには,レベルⅠのスタッフをレベルⅡのスタッフが後方支援する構造が必要である.幼稚園・保育園から小学校へとレベルⅠの環境が移行する際にも,レベルⅡのスタッフが後方支援する体制そのものは引き継がれることが求められる.

筆者は,3階層モデルの考え方にインターフェイスを導入した地域支援の骨子のモデルを考案し[8],それを改変した[3].さらに,これをもとに,各地域の実態に合わせた支援体制を分析するための地域診断ツールを作成し,自治体研修などで活用している[9].ここでは,就学支援に焦点を当てるため,乳幼児健診や幼稚園・保育園を発見の場として,幼稚園・保育園を第1の支援の場,小学校を次の支援の場として想定した図(図1)と,ある自治体で記入したものを改変した例(図2)を示す.

就学支援に関連したサブシステムと
インターフェイス

図1の「幼稚園・保育園」と「小学校」(レベルⅠ),

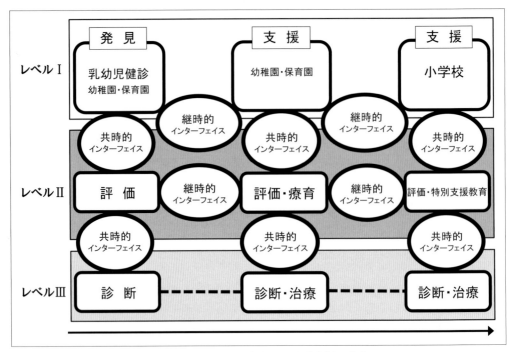

図 1. 発達障害の子どもと家族への地域支援の基本モデル

「評価・療育」と「評価・特別支援教育」(レベルⅡ),「診断・治療」(レベルⅢ),そしてそれらをつないでいる「共時的インターフェイス」および「継時的インターフェイス」が,就学支援に関連する部分である.これらのサブシステムおよびインターフェイスの中で,子ども本人が楽しく有意義に通える場の確保と,保護者の支援を多面的かつ重層的に行う体制づくりを行っていく.

　幼稚園・保育園のスタッフは,園が子どもたちにとって楽しく有意義な場となるよう,思いつく限り,そして過剰な負担とならない限りのあらゆる手を尽くす.園で対応可能な合理的配慮について,時に発達障害に詳しい専門家の助言を得ながら,工夫していく.専門家がより適切な後方支援を行うためには,定期的な子どもの評価と療育があるほうが良い.幼稚園・保育園以外に,発達障害の特性に特化した評価や療育を行う場所があり,そこでの支援内容と子どもの状態が適切に保護者にフィードバックされていると,小学校に上がる前後での情報の引き継ぎがスムースになる.それと同時に,保護者が環境の変化の前後の子どもの様子の違いを最も身近な立場でモニターして,関係する支援者に伝えることが可能となる.

したがって,児童発達支援センターや児童発達支援事業所に子どもを通わせる場合には,事業所は支援内容を保護者に十分に説明し,保護者の了解のもとで幼稚園・保育園のスタッフとも連絡をとることが望ましい.ただし,残念ながら,現時点ではこれらには制度的な保障がない.

　幼児期のうちに支援が開始されている場合,保護者は,レベルⅡの支援者からの助言を得ながらサポートブックなどの情報伝達ツールを用意しておくと良い.これとレベルⅡの支援者が作成する個別支援計画を小学校に引き継ぐのである.

　幼稚園・保育園から小学校への情報の引き継ぎ,そして幼児期の療育や相談の場から特別支援教育や放課後等デイサービスへの引き継ぎが,システムの上ではインターフェイスに相当する.これらが円滑に行われるためにどのような制度や事業を作り,誰がどのようにかかわるのかを,地域の事情に合わせて定めておく必要がある.できるだけ,前後にかかわるスタッフが相互に相手をよりよく知り合えるよう,互いの場に出向けるような仕組みを作っておくと良い.**図2**の例では,「1年生訪問」という事業で園の職員が就学後のフォローアップを学校に出向いて行っている.このよ

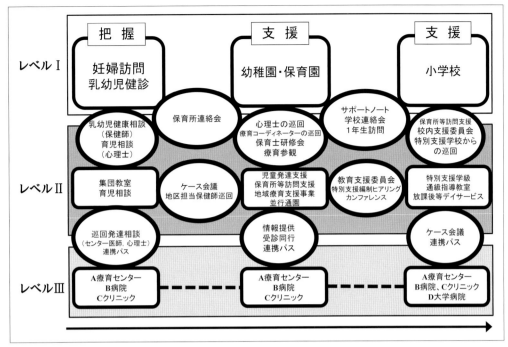

図 2. 発達障害の支援体制に関する地域分析の例（A 市：人口 7 万人）

うな取り組みをすることは，自らへのフィードバックにもなる貴重な機会となる．他にも，発達障害の特性があることを就学前相談で把握した学校側が，特別支援教育コーディネーターを園に派遣して集団生活の様子を事前に把握するという取り組みを行っているところを筆者は見聞したことがある．

情報共有に際しての留意事項

システムを作って運用する際に，個人情報保護について熟知しておく必要があるのは，いうまでもない．

支援を受ける主役は子ども本人である．したがって，発達障害に関連して伝達される情報の帰属先は，子ども本人である．保護者は，多くの場合は子どもの代理人となるが，虐待をしている保護者の場合など，時に子どもの情報を保護する対象となることもある．子どもの支援にあたる者は，まず保護者を代理人とみなすことが妥当かどうかのアセスメントから始める必要がある．以下は，保護者が代理人とみなせる場合を想定して述べる．

ケースファイルを異にする組織間で個人情報を伝達する場合には，本人または保護者がそのことを承知していなければならない．逆に，本人または保護者が望む場合には，組織間での情報共有を積極的に行わなければならない．それが，機関連携の原則である．

情報共有にあたって留意すべきことは，以下の 2 点である．まず，情報は伝達された受け手にとって活用しやすいものでなければならない．先にかかわっていた立場で情報をまとめると，ともすると私情が入り，送り手の論理による情報の構成となりがちである．そのような情報を伝えることを避ける必要はないものの，受け手が欲しいと思う情報も含まれていないと，受け手の読む気が起こらない．

次に情報を受ける側は，安易に情報の送り手を批判しないよう留意すべきである．情報伝達を伴う連携においては，時系列的に後にかかわる立場により多くの情報が入ることは当然である．したがって，先にかかわっていた人たちよりも後の人たちのほうがより多くの情報を得られることは当たり前なのである．しばしば情報の受け手が，先にかかわっていた人たちの情報不足を批判するのを目にするが，不見識として猛省すべきである．

そうではなく，後から判明した新たな情報も含め，引き継いだ子どもに関するその後の経過を丁寧に，批判的な態度を一切交えずに，フィードバックする習慣を持つことのほうが重要である．また，引き継ぐ前はうまくいっていたのに，引き継いだ後にうまくいかなくなることもしばしばある．その場合，引き継ぎの前後を知る人（その代表は保護者）の意見を重視する姿勢が求められる．いずれにせよ，情報共有が成功するか否かの鍵は，情報の受け手の姿勢にかかっているといって良い．

おわりに

就学は，長い人生のごく初期にある1つの節目に過ぎない．しかし，いま青年期以降に様々な社会適応上の困難さに直面する発達障害の人たちをみると，学校生活の中で被ったストレスやトラウマ体験の影響の大きさに痛感せざるを得ないのも事実である．そうした先人たちの轍を踏まないよう対策を講じることは，体験から学習できるはずである人類の義務といえるであろう．保護者が我が子の特性を理解し，先の見通しを持ちながら就学に望めるよう支援すること，そしてシステム論的発想を持ちながら地域で支援体制をつくり，情報を着実に共有していくこと，これらの大切さを少しでも多くの人たちが認識できればと願ってやまない．

文　献

1) 本田秀夫：ASDの子どもの支援におけるチーム・アプローチ．*MB Med Reha*, 125：43-47, 2010.
   Summary チーム・アプローチの基本的な考え方について概説している．
2) 本田秀夫：自閉スペクトラムの人たちにみられる過剰適応的対人関係．精神科治療，33(4)：453-458, 2018.
3) 本田秀夫(編著)：発達障害の早期発見・早期療育・親支援．金子書房，2016.
   Summary 幼児期の発達障害の子どもと保護者への支援の基本的な考え方と実践について解説したモノグラフ．
4) 本田秀夫：親の対応に苦慮する発達障害の幼児症例．精神科治療，29(10)：1243-1248, 2014.
5) 本田秀夫：発達障害の乳幼児期における親支援—気づきから診断の告知まで—．家族療研，29(2)：109-114, 2012.
6) Honda H, Shimizu Y：Early intervention system for preschool children with autism in the community：the DISCOVERY approach in Yokohama, Japan. *Autism*, 6(3)：239-257, 2002.
7) 本田秀夫：子どものメンタルヘルス．精神臨サービス，12(2)：247-249, 2012.
8) 本田秀夫：発達障害の早期支援．精神療法，40(2)：299-307, 2014.
   Summary 発達障害の早期支援のシステムと実践について述べた論文．
9) 本田秀夫ほか：発達障害児者等の支援体制を評価するための「地域評価ツール」の作成と試行．厚生労働科学研究費補助金障害者政策総合研究事業(身体・知的等障害分野)：発達障害児者等の地域特性に応じた支援ニーズとサービス利用の実態の把握と支援内容に関する研究—平成28年度総括・分担研究報告書(H28-身体・知的-一般-001), 249-258, 2017.

特集／発達障害支援のマイルストーン
―就学支援を中心に―

視覚認知からみた就学支援

本多和子*

Abstract 「視覚認知」とは，ひとが「見る」ことで外界の情報を取り入れ，それについて理解することである．子どもが，視覚情報処理の過程で何らかの問題をかかえると，学習障害の大きな要因の1つになり得る．単に見えることと対象を理解できることは別である．ここでは，視覚情報入力に必要な各種眼球運動を説明し，子どもたちの眼球運動の状態の確認法と支援としてのトレーニングを紹介する．また，視覚認知検査の中から主な動作性および非動作性の各検査を紹介し，そこで評価される機能に発達上何らかの問題をかかえると，どのような支障が生じるかも合わせて報告する．

Key words 視覚認知（visual cognition），眼球運動発達（developmental eye movement），目と手の協応（visual-motor integration），視覚のはたらき（visual perceptual skills）

はじめに

見て理解できる子どもは，アカデミックな学習のみならず日常生活においても他者の様子から身辺で何が起きているか理解しやすく，必然的に適切な行動をとりやすい．こうした経験はさらに制御された身体運動の発達や内的な認知能力を育みやすい．一方，視覚情報処理過程に何らかの問題をかかえると学習障害の要因になり得るが，該当する子ども自身は自分の認識している世界以外を知る由もないので，周囲に「見て理解できない」というサインを送れない．視覚認知の問題は就学後の学習のしにくさから発見されることが多いが，もし，子どもが未就学時期から**表1**のチェックリストのような問題をもつ場合，発達支援において視覚認知の観点も含めることが望まれる．

なお，一般的に「見え」の状態において視力の良し悪しを思い浮かべる．適切な視力は大切であり屈折異常がある場合，眼鏡やコンタクトレンズな

表 1.

1.	□	見なさいという指示に従えない．
2.	□	左右を覚えられない．あるいは間違えやすい．
3.	□	よく迷子になる．
4.	□	探し物をうまく見つけられない．
5.	□	マークや自分の名前の文字を覚えられない．
6.	□	年齢相応の絵や本の挿絵を理解できない．
7.	□	手作業が不器用で工作やお絵描きがまとまらない．
8.	□	人のしぐさの真似ができない．お遊戯やジェスチャーが苦手である．
9.	□	ボール遊びやそれに類する運動が苦手である．
10.	□	身体のバランスを崩しやすい．物につまづいたり，人にぶつかる．

どによる視力矯正を必要とする．ここでは，視力を整えたうえでの「視覚認知」の話を進めていく．また，眼科医学的な器官としての「眼」ではなく，生活全体に必要な視覚情報処理過程全体を表す意味で「目」という表現で話を進める．

* Kazuko HONDA，〒 101-0062 東京都千代田区神田駿河台2-8 瀬川ビル2階 瀬川記念小児神経学クリニック，臨床心理士

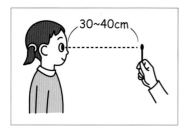

図 1. 固視のトレーニング法

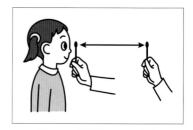

図 2. 両眼視の確認方法

眼球運動発達の確認とトレーニング

　眼球運動の状態が視覚認知能力そのものではないが，情報入力のための機能として重要である．ひとの網膜上で最も解像度が優れているのは，瞳の正面から入った光を捉える中心窩という部位である．中心窩から少しでも外れると視力は非常に低くなる．ちなみに，視力検査では中心窩で見た視力が測定される．その中心窩で捉えることができるのは，1m 先なら直径約 3.5 cm，10 m 先なら直径約 35 cm と，大変狭い範囲である．手作業では目から手元までの距離は約 35～40 cm であるから，しっかりと見える範囲は直径 1.5 cm 弱の世界となる．体験的に理解する試みとして，今，下の文章の『中心窩』という言葉を読んでいる瞬間だと仮定して，それを見つめて目を動かさないで欲しい．

対象を中心窩で捉えるために眼球運動は重要

　すると，視界の中で前後に続く言葉は周辺の風景と化し，意識に入りにくいことが体験できる．逆にいえば，たった1行の文を読むにも，ひとは小刻みな視線移動を必要とすることがわかる．眼球運動は認知の対象となることばのかたまりを連続的に中心窩で捉えるための重要な機能である．子どもの眼球運動機能の状態を把握することは，教育的支援につながる資料となる．以下に，各種の眼球運動の説明と評価方法（Northeastern State University College of Optometry；NSUCO）を述べる．ここで使う「指標」は，割り箸の先に 1 cm ほどの目印（シールなど）を付ければ容易に作れる．確認のための手順は，それ自体をトレーニングとして応用できる．

1．固視

　見るべきものを安定して見つめる機能である．1本の指標を子どもの顔の正面 30～40 cm 程の距離で見せる．10 秒間，見つめられれば良好とされる．ちなみに，瞬きをすることは自然なことであり受容する．子どもによっては注意が指標から逸れ，拡散したままになるケースや，頻繁に外れても，その都度，視線が指標に戻るケースもあるだろう．10 秒間見つめられた場合も，まなざしがリラックスしていたか，あるいは，不自然に力を入れて目を見開いていたかなど観察を要する．

　トレーニングの際は，例えば，2秒間の固視ができたなら3秒を目標にする，あるいは，視線が5回外れるというならば，持続の長さよりも外れる回数を4回にするといった達成可能な目標が望まれる．注意が拡散しやすい場合，指標を子どもに指差しさせると改善しやすい（**図1**）．

2．両眼視（輻輳-開散）

　両眼視の評価は，いわゆる「寄り目」を観察する．ひとの左右の目は約 6.5 cm 離れており，それぞれの目に映る像には距離に応じて多少のズレ（両眼視差）が生じ，これらを脳の中で統合することで立体感や奥行き感をつかむことができる．両眼を同時に内側へ寄せる眼球運動の機能を「輻輳」といい，そこからもとに戻る過程を「開散」という．確認では，1本の指標を子どもの顔の正面 30～40 cm 程の距離で構え，ゆっくりと指標を両目の間に近づけていく．目から約7 cm の近さまで寄り目ができれば良好とされる．次に，そこからゆっくりと指標を子どもから遠ざけると，徐々に寄り目の状態が解かれ開散できれば良好である．子どもによっては，指標が近づくにつれて一方の目が外に逸れるケースがある．その際，通常，子ども自身は片目で見ていることを自覚していな

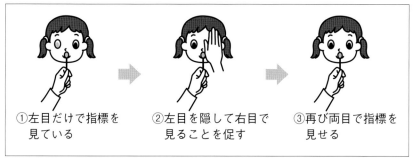

図 3. 本人の右目が逸れて輻輳しない子どもの例

い．指標に向いていない目の網膜にも別の方向の何かしらが写っているにもかかわらず，物が二重に見えることを防ぐために，その情報を脳が解析していない状態である．もし，20～30 cm ほどの距離で片目が指標から逸れる場合，日常の手作業においても両眼視していない可能性がある(図2)．

ちなみに，斜視などすでに片眼視が余儀ない場合，両眼視の評価やトレーニングは避ける．子どもに斜視がないにもかかわらず片目だけで指標を見ている場合，試みとして，あえて子どもが使っているほうの目を塞ぎ，逸れているもう片方の目で指標を見せるようにする．その目からの情報が印象付けられて，次の瞬間から両眼視する場合がある．しかし，習慣的に一方の目で見る傾向があるので多くは再び元に戻りやすい．焦らず数か月単位のトレーニングが望まれる(図3)．

3．追従性眼球運動

飛んでいる虫を視線で追うような眼の動きを追従性眼球運動という．この眼球運動が苦手だと，例えば，教育者が文字を書いて見せても運筆を追視できないため書き順を把握しにくい．確認として，1本の指標を子どもの正面 30～40 cm 程の距離で，ゆっくりと直径約 20 cm の円を描く．右回りに2回，左回りに2回，計4回転する指標を追視できれば良好とする．これは，いうなればA4用紙の範囲であり，少なくともこの範囲を視線移動のみで見渡せないと，学習に支障が起きることが容易に推測できる(図4)．

追従性眼球運動が苦手な子どもの視線移動には，いくつかの特徴がみられる．指標が円を描く通りにぐるんぐるんと頭や身体ごと動かして見るケースがある．また，身体は動かさないものの指

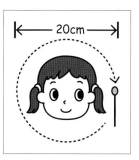

図 4. 追従性眼球運動の確認方法

標が視界を通り過ぎた後に，ギクシャクと視線が探しながら追いかけてくることもある．

トレーニングの際は，子どもの機能に合わせて指標を動かす広さを適宜定める．また，動かし方は，円ばかりではなく自由な線を描いても良いであろう．子どもが指標に注意を向けにくい場合，子どもが指標を指差しで追いかけっこするような遊びにするとうまくいくことがある．

4．衝動性眼球運動

一点から別の一点にすばやく視線を移す眼球運動である．評価には，先端を色分けした2本の指標を使用する．ここでは赤・青として説明する．子どもの顔から 30～40 cm ほどの距離で2本の指標を左右に構える．指標の間隔は水平方向に約 20 cm とする．子どもに指示した指標を見るように伝え，「赤，青，赤，青～」と視線を5往復させて眼球運動の様子を観察する(図5)．衝動性眼球運動は日常の多くの場面で重要である．街を歩きつつ危険を回避するときも，学校で黒板をノートに写すときも，ひとは景色のすべてに目を通しているのではなく必要なポイントにすばやく視線移動して情報をつかんでいる．

効率良く指標に視線を向けられない子どもは，

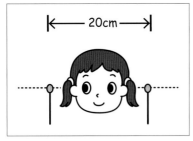

図 5. 衝動性眼球運動の確認方法

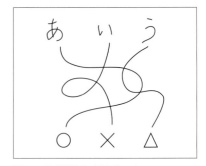

図 6. 追従性眼球運動のトレーニング

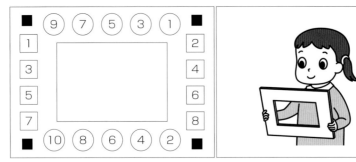

a：数字ボード　　　　b：ボードを持って読んでいく

図 7. 衝動性眼球運動のトレーニング

指標の間に見えるサポーターの姿など，別のものに視線を奪われがちである．見るべきものを捉えるというより見えたものに反応するといった様子で，あらゆるものに注意が拡散するケースもある．子どもによっては，注意集中を促すと生あくびが出るなど疲れをみせるかもしない．眼球運動に問題がない子どもの場合，簡素な指示だけで指標の通りに滑らかに視線移動できることが多く，また，そのように「見る」ことを求められても，ほとんど疲れる様子がない．

眼球運動の応用トレーニング

眼球運動のトレーニングは様々な工夫が考えられるが，ここでは典型的なものを述べる．そこから派生して子どもが飽きないよう変化をつけても良い．

1．追従性眼球運動のトレーニング

用紙の左右または上下に絵や文字を配置し，それを線で結ぶ．子どもに見せて，何と何がつながっているか，1つずつ質問する．基本は視線だけで線をたどらせる．もし正解が得られない場合は子どもに線を指でなぞらせ，視線がたどった道筋を確認する．子どもの発達によっては，最初は2本の線が1回交差する容易なものでも良い（図6）．

ちなみに，紐を使うと毎回線を変化させられる．筆者は，あやとりの紐をふわっと机に置いて，子どもに一回りの追従性眼球運動を促すことがある．適宜，楽しく工夫をする．

2．衝動性眼球運動のトレーニング

用紙の上下と左右に順番に数字を書いたものを使用する．筆者は「数字ボード」と呼んでいる．子どもは，頭を動かさず視線移動で数字を縦，または，横に読んでいく（図7）．

始めは，読みの速さよりも数字に視線をピタッと合わせることを促す．視線の方向が不正確なケースでは，読んでいる数字を指差しさせる．そのうえで，子どもによっては，指差しする手が方向を迷うことがある．指差しをさせると眼球運動は遅くなるが，まずは，基礎固めが望まれる．遅くても迷っても，子どもが正確な位置の数字を指すことを目標とする．迷わず指差しで数字が追えるようになったなら，本来の衝動性眼球運動を求めて視線だけでトレーニングすることが期待される．

視覚認知検査

　子どもの主な視覚認知検査を紹介する．視覚認知検査は既成のセットがあるわけではなく，その領域から子どもの発達に合わせて検査バッテリーを組んで施行される．筆者は通常，「動作性」と「非動作性」の両方の検査を組み合わせている．また，子どもの発達を総合的につかむために，知能検査の結果も含めて考察するようにしている．ここでは，代表的な検査をいくつか紹介する．

1．動作性の視覚認知検査

1）Developmental Test of Visual-Motor Integration-6th；VMI-6th

　この検査では，被検者が見本の図形を模写する．見本の図形を，微細運動を通して再生することで目と手の協応をみる検査である．検査素材は発達段階を踏まえた24個の図形である．日本では標準化されていないが文字を必要とせず，文化や言語に関係なく施行できる検査である．検査対象者は基本的には2歳から老人までである．ただし，ある程度の生活年齢であっても模写課題の意味理解が難しい場合は，田中ビネー知能検査や新版K式発達検査などが実用的である．

2）Developmental Eye Movement test；DEM

　読書時に必要な衝動性眼球運動の発達をみる検査である．対象は6～13歳である．被検者は，縦（垂直）方向や横（水平）方向に並ぶ数字をできるだけ速く音読する．方向感覚の発達がないと視線も適切な方向に移動できずに，行を抜かす，あるいは，重複して読んでしまうということが起こり得る．シンプルな検査だが，読み学習のしにくさをつかみやすい．

2．非動作性の視覚認知検査

1）Test of Visual-Perceptual Skills-4th edition；TVPS-4

　5歳から成人（21歳）を対象とする．視覚認知機能の内訳として各項目を評価点として算出できる検査である．作業を必要とせず被検者は選択肢から回答できるので，いわゆる不器用さからくる不利益はなく，潜在する認知力をつかみやすい．以下に，各項目に関する子どもの発達と，それがうまくいかない場合に生じる問題も併せて述べる．

　a）形の認識：形を認識することで，「同じもの」「異なるもの」という発達上基本的な概念を獲得できる．形の認識は，水平・垂直・斜めさ加減をつかむ空間把握能力の発達がかかわっている．こうした感覚があやふやだと，類似しているものは，どれも「なんとなく，同じ」になりかねない．ちなみに，1歳後半には，まだ形の名称を知らなくても積み木の円・四角形・三角形を分別することができる．5歳後半頃には，自分でもそれらの基本的な図形をお絵描きできることが期待される．

　b）恒常性の維持：ここでいう恒常性とは，ある対象が置かれた環境や条件が変わっても，同じものはいつも同じであると認識できることである．概ね2歳になると基本的な形に関して大きさの比較が可能になり，形の名前は知らなくても，例えば，大きくても小さくても素材が異なっていても円は円であると恒常性をもって認識するようなる．幼児期に同じ型の穴に形をはめ込む遊びを楽しめるのは，視覚情報の認識とその恒常性の発達の賜物である．学童期になり単に形だけではなくその意味や概念がつかめると，ひとつの漢字が印刷されていても手書きの走り書きでも，同じ情報として活かすことができる．

　c）図と地の弁別：「図」とは見るべき対象のことで，「地」とはそれを取り巻く背景をいう．「図と地の分別」により，視界の中から自分にとって必要な視覚情報のみを，探索・選択できる．日常生活では必要に応じて，視野の中の何が「図」で何が「地」であるか変動的である．図と地の分別が苦手な子どもは多くの場合，空間を漠然と見てしまい，視覚情報を頭の中で整理できない傾向がある．目的の物を探すためには，それがどのような特徴の物であるか意識しつつ前述の恒常性を伴って頭の中でイメージする必要がある．それができると，目的の本の一部がちらっと見えただけで，

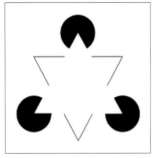

図 8. カニッツァの三角形
（Kanizsa：1955. より）

さほど苦労せず手に取れる．ページの文字列から要点となる言葉を拾い出すときにも，図と地の分別機能は役に立つ．

d）視覚情報の記憶：黒板の要旨を手元のノートに写すまでの短い間にもワーキングメモリー（作業記憶）機能は必要である．見たものが短時間でも意味を持って記憶に残らないと，身の回りで刻一刻と変化する出来事や人の行動を関係付けることが難しくなる．作業中いつも手順を確認しなくてはならないし，かろうじて留めた記憶の断片を自分なりにつないで判断し，思い込みや勘違いということにもなりかねない．TVPS 検査では，そうしたワーキングメモリーに至る前段階の視覚情報の基本的な短期記憶が試される．

e）閉　合：図形の複数の部分が閉じてない，すなわち，途切れ途切れの視覚情報を手がかりをもとに全体をイメージするには，分析と推理，統合力を要する．検査素材ではないが，こうした視覚的な統合を知覚心理学において代表的な錯視図形で体験してみよう．このカニッツァの図形（**図8**）では，通常，複数の細かい図形に囲まれて中央に白抜きの正三角形が見える．この白い三角形は実線の輪郭があるわけではないので，ひとが見えない部分に関しても意味を補って見ることが体験できる．ひとは，こうした能力によって空間をまとまりのある世界として認識し，多少のあやふやさに対しても効率良く共通認識できる．

おわりに

ここでは子どもの視覚認知の観点で述べたが，多面的な発達支援のためには，保護者のみならず，子どもを見守る医療，心理士・言語聴覚士・作業療法士などの専門職，療育や学校教育現場で出会う教師たちとの連携が重要である．その中で，互いに学び研鑽を積み重ねたいと考えている．

文　献

1) Leonard J. Press, OD, FCOVD, FAAO：Applied Concepts in Vision Therapy With Accompanying Disk. Mosby Publishing, 1997.
   Summary 本文にある眼球運動の評価法：NSUCO（Northeastern State University College of Optometry）を含む各種視機能の評価と支援に関する書籍．
2) 本多和子：発達障害のある子どもの視覚認知トレーニング．学研，2012.
   Summary 本文で紹介した眼球運動トレーニングをはじめ視覚認知能力の発達のための様々な支援法を具体的に述べている．
3) Beery KE, Beery NA：Beery VMI 6th Edition（Test of Visual-Motor Integration-6th）Administration Scoring and Teaching Manual. NCS Pearson, Inc. 2010.
   Summary 模写課題を通して「目と手の協応」の機能を査定する検査 VMI のマニュアル．
4) Richman JE, Garzia RP：Developmental Eye Movement test version 2.8, Examiner's booklet. Bernell, 2016.
   Summary 眼球運動発達検査（DEM）施行と解析のためのマニュアル．
5) Frauwirth S（Project Manager）：Test of Visual-Perceptual Skills-4ed Examiner's Manual. ATP, Inc. 2017.
   Summary TVPS4 施行と解析のためのマニュアル．

特集／発達障害支援のマイルストーン
―就学支援を中心に―

構造化支援からみた就学支援

幸田　栄*

Abstract　自閉症スペクトラムの子ども・人は学習スタイルに違いがある．彼らの強みを生かし，理解の支援を行うことが構造化である．理解の支援は，生活スキル，コミュニケーション，遊び，集団生活や社会的ルールの学び，困った行動の予防など，様々な行動の基盤となる．
　構造化には，物理的構造化，スケジュール，ワークシステム，視覚的構造化，ルーチンというアイディアがある．何をどのように行うかは，子どもの年齢，発達，学習スタイル，置かれた環境などによって変わる．支援者は，子どもと環境の評価を行い，具体的な支援方法を開発することが求められる．幼児期に有効であった具体的な支援方法を紹介する．
　一方，発達障害の人の学習スタイルに配慮し，構造化に基づく理解の支援をしていくことは，生涯にわたるものである．人生の移行期に，支援の基本的な考え方を共有し，その子の具体的な支援方法について引き継いでいくことは，移行をスムーズに行い，安心して学べる環境を作るうえで必要とされるものである．

Key words　構造化（structured teaching），学習スタイル（learning styles），移行（transition）

構造化

　幼児期に，子どもは様々なことを学ぶ．しかし，知的な遅れや特別な学習スタイルのために理解の困難が生じ，周囲が期待したのと違うように理解し行動することがみられる．発達障害の人の強みを生かし，理解を支援することが「構造化」である．
　「構造化」には，次の5つの視点がある．構造化のアイディアの何をどのように，どの程度実施するかは，子どもの理解力と環境によって変わる．
　物理的構造化：教室や部屋の使い方である．どの活動をどこで行うかを，部屋を仕切ることで明確にする．例えば，教室では，学習や課題をする場所と遊ぶ場所を分けるなどである．子どもや活動に合わせて妨害刺激を減らし，刺激量を調整する．動線や家具の大きさなどを配慮する．遊具など，子どもが選択しやすい設定をすると同時に，危険物は目に入らないようにするなど，物の配置を工夫する．安心して過ごせる場所を作るなどである．
　スケジュール：活動の流れを子どもの理解に合わせて視覚的に示す．今すること，先の予測を伝えることで，順序立てや切り替えを支援し，曖昧さによる不安を軽減する．
　ワークシステム：1つの活動の工程や，どうなったら終了し，終了した後に何をすべきかを伝える．そのことで，できるだけ自立的に活動することを支援する．
　視覚的構造化：視覚的指示・視覚的明瞭化・視覚的組織化のアイディアを使って，やるべきこと

---

* Sakae KOUDA，〒 221-0822　神奈川県横浜市神奈川区西神奈川 1-9-1　小児療育相談センター心理相談室

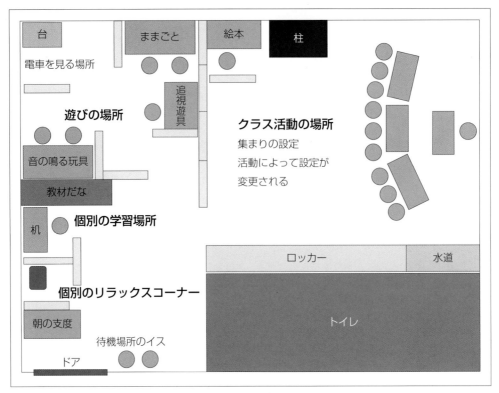

図 1. 児童発達支援施設の構造化されたクラス

をわかりやすく伝える．

ルーチン：生活の中で，繰り返し実行する流れや合理的な習慣をつける．

こうした工夫をすることで，子どもが自分で判断し，その子の発達に合わせて自立的に行動すること，効率的に学ぶことを支援する．

工夫する子育て

幼児期，発達障害をもつ子どもはしばしば 2～3 歳で専門機関に繋がってくる．保護者は通常の躾がうまくいかないことに悩み，子育ての困難さをかかえて来所される．理解のコミュニケーションは，生活スキル，対人関係や遊び，コミュニケーション，集団活動や社会的ルールの学びの基盤となる．また，するべきことがわかり，不安を軽減することで，混乱を防止する．

幼児期は，すべての子どもにとって，生活スキルを身に付けていく時期である．発達障害の子どもの多くは，毎日の経験から学習することが少ないといわれている．感覚や運動の問題が，育児を難しくしていることもある．そのため，食事，排せつ，着替えなどの躾においても，工夫を求められることになる．

例えば，着替えを考えてみる．注意の問題をもつ子どもにとっては，おもちゃやテレビが目に入らない場所を選ぶ．これは，物理的構造化の目的の 1 つである．活動の場所を決める・妨害刺激を減らすことになる．子どもによっては，脱いだ物とこれから着る物を区別するために，脱いだ物を入れる籠があるとわかりやすいかもしれない（視覚的明瞭化）．また，1 つひとつの手順を確認する着替えの指示書（視覚的指示）があることが，着替えを覚える効率を上げ，集中や意欲を高めることにもなる．構造化の考えは，遊びの場面の設定，きょうだい間のトラブル防止など育児の工夫を考えていくうえで，役立つものとなる．

保護者は，自分の子どもの学習スタイルを知り，自分の子どもにとって有効で具体的支援方法を学んでいく時期でもある．

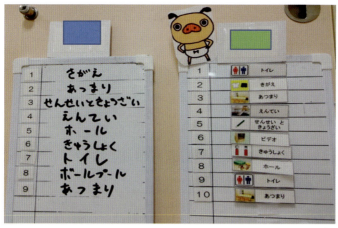

図 2. 個別スケジュールの例（児童発達支援施設）

集団のなかでの構造化

1．児童発達支援施設での物理的構造化

通園施設に通う子どもの多くは，状況理解，意味理解の困難をかかえている．そこでは，活動する場所と遊ぶ場所を区切る，大人の目の行き届かない時間帯は，相性の悪い子ども同士の遊び場を離す，集中すべき活動のときは気が散るようなものは目に入らないようにするなど，個々の子どもと集団の調和をとりながら，物理的な設定を行う．また，子どものニーズに合わせて，1人でリラックスできる場面を作る（図1）．

2．幼稚園・保育所の物理的構造化

一方，幼稚園・保育所では，物理的に配慮できることは限られるかもしれない．それでも，子どもが学習しやすい席の工夫は必要である．先生の指示が聞きやすい，個別の支援が受けやすい，首をひねらなくても先生が視野に入る，近くにモデルになる子がいるなど，子どもが最も安心して落ち着ける席を考えることになる．

また，制作が他児より早く終わってしまい手持ち無沙汰になったとき，刺激が多くてイライラしやすいときなどに，混乱が起こりやすい様子がある．絵本コーナーや個別のスペースを作り，静かな場所で休憩をとったり，好きな遊びをすることが許されるようなルールを作ることで，混乱を防ぎ，穏やかに集団生活が楽しめるようになる子どももいる．

3．スケジュール

発達障害の人の多くは，瞬時に状況を理解することに困難を抱えている．新奇場面に不安をいだき，急な変更があると混乱する．一方，順序立てが苦手で衝動的に動いてしまったり，先の見通しが持てないことで不安を強めることがある．スケジュールに従えること，管理できることは，集団生活や将来の就労に向けても大切なスキルである．

スケジュールは行事のときなど，いつもと違うことが起こることを伝えることができる．何が起こるかを予測できることで，多くの発達障害の子どもが変化を楽しむ．急な変更時にも，スケジュールを書き直すなど，変更を視覚的に示すことで受け入れやすくなる．週間のスケジュールやカレンダーを使うことで，先の予測を伝えることができる．スケジュールを通して予測性を高めることで，不安を軽減し，変化への耐性をつける．

本人の理解力に合わせて，そして，本人のやる気を加味してスケジュールの伝え方を工夫する．クラス全体のスケジュールとして提示することも，その子に合わせて，個別に提示する場合もある（図2）．

4．個別課題と視覚的構造化

発達障害の子どもの得意・不得意，好みなどは，1人ひとり違う．子どもの発達や好みにマッチした課題を考える．支援者にとっては，子どもの強みを理解し，適切な支援方法を考える評価の場面ともなる（図3）．

子どもにとっては，教材から何をすべきかを読

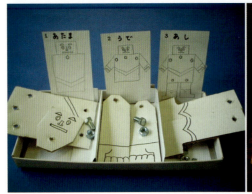
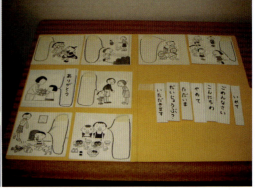

a. ボルトナットでロボット組み立て　　　b. ファイリングタスク(せりふ)

図 3. 個別教材の例

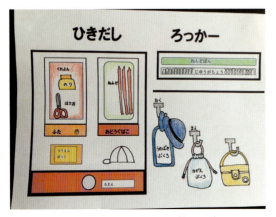

図 4. ロッカーの使い方(幼稚園)

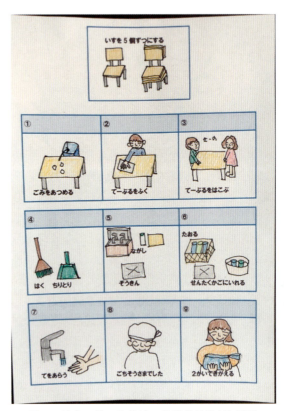

図 5. 給食の後の片付けの作業指示書(保育園)

み取る練習となる．開始⇒実行⇒終了⇒移行の練習を行う．指示がなくても複数の作業を完了し，褒められる経験をする．幼児期には，子どもの発達に合わせた認知課題となる．こうした練習を積むことで，大人が付きっきりで教えなくても1人で自習ができる学習態勢を作っていく．これは，集団で学び，将来仕事をしていくうえで大切なスキルとなる．

5．個別の支援の例

1）環境の設定

知的には境界域の自閉症の子どもが2人，親子通園を経て，保育園での生活を迎えた．Aさんは，着替えの時間，通園での積み重ねがみられますと，先生から評価された．Bさんは，着替えの時間が恐怖の時間となり，教室に入れなくなったという相談を受けた．その保育園は，教室が狭く，縦割りの保育を行っていた．着替えの時間，子どもはロッカーから着替えを出して，保育室の床に各人で陣取りをして着替えるシステムだった．たぶん，Bさんは，床のどこに陣取りをして良いのか決めることができず，予測できない他児の動きに恐怖を覚えたのだと思われた．最初は，教室の外に机を用意してもらい，そこで先生がついて，着替えを行った．その後，教室内に机を移動し，着替えのスペースを明確にするとともに，ロッカーから着替えの場所の動線を配慮した．ちなみに，適応の良かったAさんの行った園は，各自の

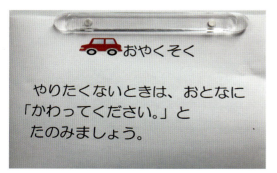

図 6. コミュニケーション開始のための視覚支援

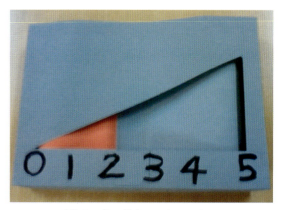

図 7. 抽象的なことを具体的に伝える

た．環境の違いで，子どもの適応は大きく変わる．

2）物の整理や管理

物の整理や管理も，発達障害の子どもが自発的に行う困難さを持っている．幼児期は，大人が，最も合理的と思われるやり方を伝え，それを練習するところから始まる．自分での管理が難しい子には，継続的なチェックと意欲の支援が必要である．図 4 は，ある幼稚園のロッカーの使い方を図式で伝えたものである．学齢になれば，筆箱，机の中，ロッカーと扱う物も範囲も広がる．最初に合理的なやり方を伝えておくことで，将来自分で管理するやり方を学んで欲しい．

3）作業指示書

図 5 は，保育園の給食終了から掃除までの指示書である．状況をみて動くことが苦手な子どもに，妨害刺激があっても作業の目的を忘れず作業を完了するという点で，作業指示書は，有効な支援ツールである．新しい作業や流れを覚えるときに効率的であると同時に，指示書があることで，覚えた作業を自信を持って行うことができる．

4）コミュニケーション開始のための視覚支援

話し言葉を持っていても，自分からコミュニケーションを発信することができないでいる子は少なくない．図 6 は，余暇活動をする少人数のグループのための視覚支援である．怒ったり，その場から逃げ出したりするのでなく，合理的に回避するコミュニケーションを支援するためのものである．

5）抽象的なことを具体的に伝える

図 7 は，友達への声掛けについてである．「人が嫌がることば」というだけでなく，それが何かを

図 8. 声のボリュームメーター

具体的に伝えるものである．図 8 は，保育園などで使われている，声のボリュームメーターである．0：だまる・1：こそこそ声・2：部屋で話す声・3：発表するときの声・4：外で遊ぶ声・5：奇声　今発している声の大きさや，本来すべき声を確認するのに使う．

就学に向けて

1．ゆりかごから墓場までのポリシーと年齢に応じた目標やサービス

彼らの強みを生かし理解を支援することは，生涯にわたって必要とするかもしれない．支援の目標は，彼らを普通にするのではなく，彼らの好みや文化を尊重し，生きがいのある幸福な人生を送ってもらうことである．彼らの選択肢を広げるために，マジョリティの文化を知り学んでもらうことも大切である．一方，その年齢に共通する目標やサービスもある．そして，発達障害をもっていても，充実した人生を送ってもらうために，支援者は，その人の年齢，学習スタイル，発達や知的機能，好み，生活環境や地域資源などを評価し，

個別の目標や個別の支援方法を考察することが求められる．そして，子どもたちには，「できた，うまくいった」という経験，「できそうだ，もっとやりたい」という意欲を育んでいって欲しい．

2．幼児期から学齢期への移行

1）学校への情報提供

発達障害の人は，理解の違いがある．なじみがない物への不安が強い，何が期待されているか確信がもてない，社会的な決まりごとの理解が未熟，コミュニケーションの難しさなどが，幼児期から学齢期への移行を困難にしている．情報をつなげることで，移行を支援することが重要となる．

幼児期，家庭や所属する集団・相談機関などで確認されてきた本人の困り感や有効であった支援方法などについて情報提供できると，新たな集団場面で，教師が子どもを評価し，支援方法を考える参考になると思われる．療育センターでは，本人の個別支援計画に加えて，本人の個別課題，有効であった視覚支援，場面設定の工夫，認知課題のサンプルなどの情報を写真を交えて文書で提供していた．また，1か月経ったころに就学先を訪問し，子どもの様子を見学させてもらうと同時に，担任と情報交換を行っていた．学校によっては，通園クラスを見学しに来てくれ，教室の構造を体験してもらうこともあった．また，教育機関の主催で教職員を対象とした研修会を継続することで，発達障害の子どもの学習スタイルや構造化について知ってもらうことと同時に，児童発達支援施設での実践を報告してきた．発達障害の子どもにかかわるスタッフは，子どもの認知特性，学習のやり方や有効な支援方法を学び，機関や年齢を越えて情報共有していければと思う．

2）保護者の理解と支援

保護者にとっても，子どもの学習スタイルの理解は，大切である．子どもの個性や強みを尊重し，困り感を共感することで，子どもへの期待値を調整し，具体的な支援方法を学び考えることができる．保護者は，子どものニーズを最もよく知っている人である．そのことで，子どもに合った進路を選択することができる．保護者が支援方法を知ることは，周囲に子どもの学習スタイルを理解してもらい，幼児期に有効であった支援方法を次の集団につなげていく役割の一端も担う．そして，何よりも，子どもが家族に受け入れられているという感覚は，困難なことがあっても，それを乗り越えてくエネルギーになる．

特集／発達障害支援のマイルストーン
―就学支援を中心に―

保護者支援からみた就学支援

温泉美雪*

Abstract 療育を経験している親子は発達支援を早期に受けていても，子どもの特性や保護者の考えが様々であり，親子の状態に沿った就学準備や支援が必要である．本稿ではまず，療育と学校教育の違いについて述べ，保護者が通常学級や特別支援学級における指導や支援について具体的にイメージできるような情報提供について概説した．次に，子どもの特性や願いを学校に伝えるサポートブックや，行動の成り立ちを行動論的に捉える行動分析は，保護者と学校が連携する基盤を築くツールであることを示した．そして，就学先の選択に迷う保護者に関して，その背景には相談支援に対する抵抗や家族間葛藤などがあることに触れ，保護者のとまどいに寄り添いながらも，子どもに必要な指導・支援を継続的に伝えるバランスのとれた組織的な相談体制が必要であることについて述べた．

Key words 特別支援教育(special needs education)，就学における保護者支援(parents' support for school attendance)，サポートブック(support book)，行動分析(behavior analysis)，組織的支援(organizational support)

はじめに

中央教育審議会初等中等教育分科会[1]は，特別支援教育を推進するために，乳幼児期を含めた早期の教育相談や就学相談を行うこと，そして関係機関との連携の必要性を謳っている．発達障害のある乳幼児の相談は療育機関が主にその役割を担っており，療育から小学校への移行支援は特別支援教育を進めるうえで重要である．本稿では，幼稚園や保育園に在籍しながら療育を受けている子どもの保護者に対する就学支援を紹介するとともに，就学先に迷う保護者に対して必要な情報提供や支援について論じる．就学先については，通常学級あるいは特別支援学級のいずれかを選択しようとしている場合に限定して述べる．なお，本稿で述べる相談者は，特定している場合を除き，療育者，小学校，教育委員会，幼稚園教諭・保育士のいずれかのうち，個々の保護者が接点の持てるものを指す．

小学校における指導や支援についての情報提供

保護者は，幼稚園教諭・保育士や学区域の小学校校長，療育機関，あるいは特別支援教育センター※など様々な場所で子どもの就学先について相談する．保護者の就学相談に応じる際に，時として保護者と相談者に考える指導や支援に齟齬が生じることがある．例えば，言葉の遅れを指摘されて療育につながった子どもで，後に言葉の発達がキャッチアップした場合には，対人面や行動面の課題が残されていても，保護者はそのことに対しては相談や支援の必要がないと判断しがちである．保護者世代には特別支援教育が導入されてい

――――――
※注：名称は自治体により異なる場合がある

* Miyuki ONSEN, 〒215-8542 神奈川県川崎市麻生区東百合丘 3-4-1 田園調布学園大学人間福祉学部，准教授

ないため，発達の偏りがみられる場合に支援の対象になることが自明でないことが齟齬の生じる一因として考えられる．また，就学先の学校・学級種や在籍の仕組みは就学相談説明会で行われ，教育委員会ではその周知をはかっているが，療育につながっている保護者が必ずしも就学相談説明会を利用するとは限らない．こうしたことから，日頃親子に接している幼稚園教諭や保育士が現行の特別支援教育について保護者に伝えたり，就学相談説明会の参加を勧めるなどし，必要な支援が途切れないように配慮することは大切である．また昨今，通常学級に在籍する子どもが学習や行動上の困難を改善するための通級指導教室の利用は，従来の他校式から在籍している自校式へと段階的に移行している．自校式では，保護者による子ども送迎がなくなったり，利用時間が柔軟に設定できることなどから，通級指導の利用を保護者が検討する材料に大きな変化がある．このため，就学相談を受ける際には，当該地域の通級指導体制の経年的変化について保護者に情報提供することは重要である．

療育や幼稚園教育・保育と小学教育の違いについての情報提供

就学前の療育においては，遊びや一定の流れを持つ生活習慣活動を通し，子どもが落ち着いて行動できるように，対人交流が持てるように，行動の切り換えができるように，生活スキルが獲得できるようになどのねらいを持ちながら，環境を整え，子どもに適したかかわりを模索する．人や物とのかかわりが少なかった子どもも，療育を通し，提示された教材に注目する，模倣する，順番に並ぶなどの集団行動，あるいは生活スキルを獲得していく．これに対し，小学校では教師主導の学習を中心とした教育が行われるため，療育よりも自立的な行動を子どもは求められることになる．小学校において子どもが集団行動をとるためにはどのように配慮された環境が必要か，一斉指示が通らない場合にはどのような対応をとると良

いかについて，保護者あるいは療育者がこれまでの療育経過を踏まえ小学校に伝えることは小学校の適応に役立つ．保護者は小学校で子どもが失敗を経験して，教師や他児から孤立しないか不安になるが，療育を重ねることにより，子どもは自分の行動とその結果の因果関係をつかめるようになっており，不適切な行動を減じ新たな環境に適応する力を備えていることを伝え，過剰な不安を和らげるよう努める．

また，通常学級では幼稚園・保育園よりも教員の担当する子どもの数が多いことから，提供できる支援の範囲は限られる．通常学級はどのような環境なのか，子どもは何をどこまで自主的に行動することが求められるのか，可能な支援の範囲はどこまでなのかについては，学校公開などを利用して保護者が直接確かめることにより，就学先の選択に有益な情報を得ることができる．また，特別支援学級は学校によって在籍している子どもの数や発達特性が異なるため，特別支援学級を見学することも学級選択の判断材料の1つになる．このときに，在籍している子どもの指導について見学するだけではなく，就学を検討している子どもにどのような指導ができるのか，授業を体験させてもらうことは，個に応じた指導イメージの具体化に有効であろう．

さらに，小学校では2年生までは読み・書き・かけ算九九など暗記による学習にウェイトが置かれているが，3年生以降は推論する学習へと移行する．限局性学習症のあることが後にわかった子どもの場合でも，1・2年生の段階では「通常の学習を繰り返せば読み・書き・計算は追いつく」と考えられていることが少なくない．また，自閉スペクトラム症がある場合には暗記は得意で，推論に関する学習で不振に陥ることがある．就学相談においては，このような学習に関する移行危機があることを踏まえ，保護者には入学した後にも必要に応じ就学先の変更は可能であり，学校や教育委員会が相談に応じることを伝えておく必要がある．

③ **A 保護者が主体となって記入**　　**記載例**　　記入日　平成27年6月1日

◇わたしのこと◇
氏名　横須賀　花子

わたしの願い・夢
プールで一番になりたい。家族みんなでまた○○に行きたい。
歌をたくさん歌いたい。勉強を頑張りたい。

※写真を貼って
下さい

年齢	8歳	身長	124cm	体重	25kg

所属　学校名等　○○○小学校　　　　　電話△△△-△△△△
　　　　担任　　　横須賀　太郎　先生

＊性格・特技
明るい。表情が豊か。食いしん坊。納得しないとがんこ。キラキラシールやキャラクターが好き。
泳ぐのが得意。

＊好きなこと・苦手なこと　　　　　＜遊び＞　　＜食べ物＞　　＜独特なこだわり＞
[すき]　歌をうたうこと、手遊び。プール、麺類、からあげ。
　　　お姉ちゃんと一緒に遊ぶこと（くっついて一緒にいる）。

[にがて]　生野菜。順番を守ることや交代をすること。大きな音。雨が嫌い。

＊困ったとき・不機嫌なとき　　（例）子どもからのサイン・こう接してほしいな…
欲しいものを買ってもらえない、もっと遊びたいのに帰らないといけないときなど、自分の要求が通らないと、その場から離れず
泣き叫ぶ。ひどいときは、パニック状態になる。気持ちの切り替えや予期せぬ場面の転換が苦手。最近は、ある程度放っておくと、
自分で立ち直るときもある。

＊おうちでの過ごし方
[平日]　学校から帰ってきたら、母と犬の散歩に行く。テレビをみたり、絵本を読んだり、ゆっくり過ごすことが多い。
[休日]　必ず外には出る。公園に行ったり、買い物に行ったり家族と過ごす。

＊家族の願い・想い・大事にしていること
＜支援者へ向けて伝えたいこと＞
なるべく、○○のことを否定せず、好きなこと、得意なことをのばすことを心がけて育ててきました。自
分の気持ちを上手に伝えられるように、コミュニケーションを広げる支援をしてもらいたい。小学校3年
生になったので、苦手なことにも段々と向き合いながら、集団生活の中でルールや社会性を学んでいって
ほしいと思います。

＜本人へ向けて伝えたいこと＞
とにかく、元気に毎日過ごしてね。○○のペースで勉強やあそびも頑張って。お友達や周りの人のことを
大切にする優しい気持ちを大事にしてほしいと思います。

図 1. サポートブック記載例の一部

（文献2より）

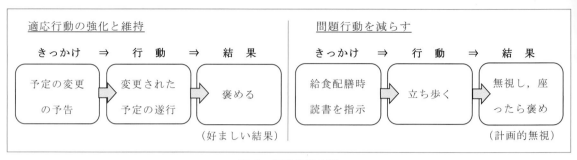

図 2. 行動分析の例

サポートブックの作成

　サポートブックとは，子どもの特性や子どもに適した対応などをまとめたものである．療育を通し知り得た子どもの得意なことや苦手なこと，あるいは子どもが困っているときの対応などを保護者がまとめ，就学前に学校に提供することにより，学校は子どもへの指導や支援を入学前に準備することができる．図1にサポートブックの記入例の一部を提示する[2]．サポートブックにはインターネットに掲載され，様式をダウンロードして使用できるようになっているものがあり，子どもの成長に応じ書き換えて就学後も学年間の引き継ぎとして利用することができる．これまで受けてきた支援が小学校に引き継がれることは，保護者の心配や不安の軽減につながる．幼児の保護者は幼稚園教諭が子どもと良い関係を築けていると思えると支援を求めやすくなるため[3]，サポートブックによって子どもの願いを小学校に伝えられることは，保護者と学校が連携する基盤をつくるだろう．

保護者と教師が連携するための「行動分析」

　本稿ではこれまでに，小学校では療育や幼稚園・保育園と同程度の支援を必ずしも提供できないことについて述べた．これとは別に，保護者は子どもの特性や子どもが困ったときの対応などについてサポートブックを通じ小学校に伝えられることについても言及した．こうした中，保護者と教師が意見をすり合わせ，学校で提供可能な指導や支援を調整していくことは重要になる．

　近年，保護者が発達障害のある子どもに適した養育をするためのペアレントトレーニング(以下，ペアトレ)が全国的に行われるようになった．ペアトレを通して保護者が子どもに適した環境を用意したり，適切に注目を与えるなどの対応をとることにより，子どもは適応行動を増やしたり問題となる行動を減らすことが明らかになっている[4]．ペアトレにおいて保護者は行動理論に基づいた行動観察を行い，子どもへの効果的な対応を検討する行動分析を行う．行動分析では，子どもの行動の「きっかけ」と，行動の後の「結果」を観察する．そして，適応行動のきっかけを増やし，適応行動が起きたときに好ましい結果を与え，適応行動の強化と維持を目指す．また，問題行動を減らすためには，問題行動と同時に起こらない適応行動の遂行を促すとともに，問題行動を維持させていた行動の結果—多くの場合は大人からの注目—をなくしていく"計画的無視"という方法をとる(図2)．こうした取り組みは，学校においてもティーチャートレーニングとして取り入れられるようになってきている[5]．保護者は行動分析を理解することによって，教師が子どもの不適切な行動を無視していることを「放任」と感情的に捉えるのではなく，計画的無視を行っていると客観的に理解できるようになる．小学校において，子どもへの個別の指導・支援がどういったタイミングでどの程度できるかについては保護者が教師に託すことになるが，学校における指導・支援と子どもの行動との関連を保護者が客観的に捉えることができると，指導・支援の適切性を理解しやすくなる．以上のように，行動分析は保護者と教師が子どもの行動や指導・支援のあり方について同じ視点から捉える枠組みとなり，双方の連携に寄与

すると考えられる.

就学先の選択に迷う保護者への組織的支援

1．多様な教育的ニーズがある場合

多用な教育的ニーズがあり就学先の選択に迷う保護者の考えは，大きく2つに分けられる．1つは，集団場面において行動面の支援が必要であるが，知的好奇心が旺盛で個別学習でその力を発揮する子どもの場合である．保護者は，充分な学習の機会を得るために通常学級，集団行動を身に付けるために特別支援学級に在籍させたいと考え，悩む．これとは別に，子どもに軽度の知的障害があり，通常学級での学習は子どもにとって厳しいとわかっているが，地域の子どもとの交流を大切にしたいために通常学級を利用したいと考え，悩む場合がある．

こうした場合には，通常学級と特別支援学級のメリットとデメリットを検討し，少しでもメリットの多い学級を在籍級に選ぶよう促すことになる．子どもが小学校で学ぶ内容は，教科学習，生活スキル学習，対人スキル学習，行動や情緒のコントロールなど様々である．こうした子どもの自立のために必要な指導や支援について，通常学級に在籍したうえでの通級指導の利用，特別支援学級に在籍したうえでの通常学級の利用，家庭や放課後等デイサービスなどの地域資源の活用を踏まえ，総合的に親子を支える必要がある．

2．就学相談に抵抗がある場合

近年，保護者が子育て支援を受けることに期待があっても，それと同時に抵抗を感じ支援を求めないことが報告されている[6]．乳幼児期の子育て支援の一貫として療育につながった保護者でも，就学相談を受けることに対し，「自分の子育てを非難されるのではないか」「我が子が困った子どもと思われるのではないか」と懸念し，就学相談につながらない場合が少なからずある．こうした抵抗は，相談支援を受ける者に対する社会からの差別的な考えを保護者が自分自身に，あるいは子どもに取り込んだものと考えられる．就学相談の結果についての小学校への報告の可否は保護者が決められるため，就学相談をためらっている保護者に対しては幼稚園教諭・保育士あるいは療育者がその旨を伝えると良いだろう．そして同時に，「学校は地域における子育てを支援すること」や「特別支援教育は対象とする子どもを他の子どもと区別するものではないこと」を伝えていくことも欠かさない．そのためには，① 特別支援学級に在籍している保護者を通常学級の保護者の懇談会などの活動に招く，② 特別支援教育はすべての子どもに有効であることを伝える，③ 特別支援学級を学校全体の中心に据える―例えば，通常学級に在籍する子どもが特別支援学級に訪問し，特別支援学級における通常の活動に参加する―などの全校的な取り組みは必要で，こうした取り組みの継続が特別支援教育に対する差別的な考えを払拭するだろう．就学までに相談につながらなかった場合には，就学後に教師が保護者との関係をつくり，必要に応じ段階的に教育相談につなげていくことが大切である．

3．家族の同意が得られない場合

主体的に就学相談を受けている保護者が我が子には特別支援学級が適していると考えていても，他の家族がそれに同意せず就学先を決められずに悩む場合がある．こうした場合は，家族間の意思の疎通がとれていないことが背景にあることを念頭に置き，子どもにとって最適な学級はどこかということと，特別支援学級を選択したときに生じると思われる家族間葛藤を分けて考える．そして，これらの整理の間にも生じる保護者の葛藤に対し情緒的な支援を行いながら，就学先の選択を促すことが相談者の役割になるだろう．保護者が就学先を選択するのに時間がかかり，入学時には家族の折り合いがつかない場合もあるが，相談者はそうした実情を受け止め，入学後も継続的に保護者の相談に乗ることを伝えておくと良い．相談者としては特別支援学級を勧めたいが保護者がそれを決断しない場合には，子どもの状態に合うと考えられる指導・支援について伝える立場と，保

護者の情緒的な支援を主に行う立場を分けること
が，就学先の相談を入学後も途絶えさせない鍵と
なるだろう．

文　献

1) 文部科学省中央教育審議会初等中等教育分科
   会：共生社会の形成に向けたインクルーシブ教育
   システムの構築のための特別支援教育の推進，
   2012.〔http://www.mext.go.jp/b_menu/shingi/
   chukyo/chukyo3/044/attach/1321668.htm〕
2) 横須賀市：障害のあるお子さんのための相談・支
   援ファイル（サポートブック），2018.〔https://
   www.city.yokosuka.kanagawa.jp/3030/support
   book.html〕
3) 本田真大，新井邦二郎：幼児をもつ母親の子育て
   の悩みに関する援助要請行動に影響を与える要

因の検討. カウンセリング研究，**43**：51-60, 2010.
4) 免田　賢ほか：精神遅滞児の親訓練プログラムと
   その効果に関する研究. 行動療研究，**21**(1)：25-
   38，1995.
   Summary　ペアレントトレーニングによる，子ど
   もの生活スキルや問題行動の改善，保護者の抑う
   つや養育上のストレスの改善を報告している．
5) 岩坂英巳：困っている子をほめて育てるペアレン
   ト・トレーニングガイドブック．じほう，2012.
   Summary　学校版ペアレントトレーニングとして
   のティーチャートレーニングや，子どもと保護者
   の特性に応じた支援の工夫などを解説している．
6) 本田真大：親の援助要請. 水野治久(監修)，援助
   要請と被援助志向性の心理学，pp.38-46, 金子書
   房，2017.
   Summary　保護者は子育て相談に対し期待と抵抗
   を感じており，援助要請を引き出すカウンセリン
   グの必要性を説いている．

特集/発達障害支援のマイルストーン
―就学支援を中心に―

発達性ディスレクシアに対する就学支援

沖村可奈子[*1] 宇野 彰[*2]

Abstract 発達性ディスレクシアのあるこどもを取り巻く現状や，気付かれにくい読み書きの症状，誤解されがちな併存症状との関係などについて述べた．幼児期から就学を経て小学校低学年までに生じる可能性がある事象と，その対応のポイントについて触れた．併存症状を見極め，客観的評価に基づいた根拠ある指導を行うことが，発達性ディスレクシアのあるこどもたちの，学ぶ意欲を守り，学ぶ権利を守ることに繋がる．しかし，専門機関が少ないため，早期から適切な支援に繋がることは少ない．教師や保護者など周囲の大人の理解と配慮が，読み書きが困難なこどもを支援することに繋がり，彼らの自立を支える．こども自身が自分の弱さを知ることで，それを補う方法を選んでいけるように支えていくことも，重要である．

Key words 発達性ディスレクシア(developmental dyslexia)，就学(school entrance)，根拠ある指導(evidence based practice)，フィギャーノート(figure-notes)

発達性ディスレクシアを取り巻く現状

近年，発達性ディスレクシア・学習障害・読字障害・限局性学習症など，関連する言葉がメディアに登場する回数は増えたように思える．2016年に障害者差別解消法が施行されたことや，テレビ局による発達障害キャンペーンなどの影響からか，全く知られていない状態から，「聞いたことはある」人は増えたのではないかと思う．しかし，学校現場や地域社会および家庭での理解や取り組みは，大きくは変化していないのが現実である．

読み書きの困難が中核症状である発達性ディスレクシアのこどもたちは，ASD（自閉スペクトラム症）のこどもたちと同様に，その症状は多様であることが報告されている[1]．知的発達が正常範囲であったとしても，ひらがなの読みの習得に苦労するこどももいれば，遅れながらもひらがな・カタカナはなんとか習得し，漢字の複数の読み方が覚えられず，音読に苦痛を感じるこども，長文になると読むことに時間がかかり，強い疲労感を感じるこどももいる．また，英語の文字学習が始まったことにより，英語学習が困難なことから，発達性ディスレクシアに気付かれるこどもなど，重症度，症状の現れ方は様々である．しかし，気付かれて適切な支援に結びつくケースはまだ少ない．他の発達障害との併存率は少なくなく，本人や家族にとっては併存症状と発達性ディスレクシアの症状との区別が困難な場合があることから，混乱を招く一因ともなっている．

例えば，発達性ディスレクシアが中心的な症状で，他の併存症がないこどもは，「他のことができるのだから，努力すればできるはず」という周囲

[*1] Kanako OKIMURA, 〒253-0056 神奈川県茅ヶ崎市共恵1-8-18-301　NPO法人発達サポートネットバオバブの樹ことばと読み書きすぷ，主宰
[*2] Akira UNO, 筑波大学人間系，教授

の誤解により，ディスレクシアだとは気付かれずに理不尽な努力を強いられている場合がある．一方，発達性ディスレクシアに ASD，ADHD（注意欠如・多動性障害），DCD（発達性協調運動障害）などが併存しているこどもたちは，コミュニケーションや感覚の問題，注意や衝動性，不器用など他の，主に行動面の症状に目が向けられ，発達性ディスレクシアによる学習の躓きに，適切な対応がなされないことも多い．学習の躓きから来る不安やストレスから，感覚の過敏性が高まったり，不注意や衝動性が増したりしている可能性が高いと考えて，学習面の躓きについて丁寧にみていく必要があると思われる．

幼児期の発達性ディスレクシア

1．年長児のひらがなの習得について

　幼児期の読み書きの習得については，年長児の11月には，拗音を除くひらがな 71 文字のうち，平均約 93％読めていることが報告されている[2]．また，年長時の段階での読み検査で評価されたリスク児の 80％は，小学 1 年生の夏休み明けまでに追いつくと報告（宇野ら，未発表データ）されている．また就学前のひらがな読み成績には，認知機能の貢献度が高く，環境要因は影響しないとの報告もある[3]．ただ，ひらがなの書字については，家庭での文字指導頻度も影響するとされている[3]．また，ひらがなの書字では女児の成績が有意に高いことも報告されている．幼児期に心配し過ぎる必要はないが，知的発達に大きな問題がないと考えられるこどもで，通常の練習方法で読めるひらがなが，なかなか増えていかない場合は，認知特性に合わせて学び方を工夫する必要があると思われる．小学 1 年生の夏になっても，ひらがな清音の読みが定着しないようであれば，専門家に相談することを勧めたい．詳細な認知機能の評価を行い，その結果から想定された障害構造に基づいてトレーニング法を立案する必要がある[4]．スモールステップでの繰り返し学習などの，成果が得られない努力を強いられ，文字への抵抗感が

大きくなった発達性ディスレクシアのこどもたちに出会うことは少なくない．根拠に基づく，確実に成果の上がる指導が重要であると考える．少なくとも学校での学びが始まる前に，ひらがなの読み書きを嫌いにさせるようなかかわり方は避けたい．

2．幼児期のアセスメント

　年長になり，読みの習得が遅いのではないかと気になった場合には，上述の通り，客観的なアセスメントが必要である．保護者からの主訴が読み書きの問題で，その際こどもが 5 歳になっており，幼児期の集団生活をスムーズに過ごせていれば，まずはじめに WISC-Ⅳ もしくは，簡易的な知能検査である RCPM（レイブン色彩マトリシス検査）を行う．全体の発達の様子を確認し，ひらがな清音の読みの習得度を調べたい．ただ，この年齢で相談に来る方は，不安が強い，緊張が高い，衝動性が高く不安で攻撃的であるといった他の特性を併せ持っていることが少なくないため，「検査」といった形でなく，不安が高まらないように遊びの中で手段として文字を使い，その使用の仕方を観察するという方法が現実的な方法であることも多い．幼児期にすでに文字の読み書きに強い抵抗感を抱いているこどももいる．拒否感も含めて，ひらがなの習得の様子を観察した後，ひらがなを読むこと，書くことが楽しいことであると思ってもらえるような働きかけを行っていく．文字は学ぶための大事なツールであるので，文字に対して抵抗感を持つことは，こどもの学びを妨げることに繋がる．この時期，発達性ディスレクシアかどうかが明らかにならない場合もあるが，いずれにしても，ひらがなの読み書きが嫌いにならないように，文字を用いた活動を支えていく．検査の適応年齢である小 1 の 6 月以降，宇野らのアセスメント[5][6]に従って，そのこどもの知的発達で期待される読み書きの習得度であるか，背景にある認知機能の発達はどのようであるかを可能な範囲で調べ[7]，指導を開始する．

3．全般的な知的発達および，音声言語の発達

　典型的な発達性ディスレクシアのこどもは，諸検査の結果より，全般的な知的発達および，音声言語の発達は年齢相応であると考えられる．しかし，「読み書きが苦手」という主訴で来て，読み書きの障害は認めるが，背景にある全般的な知的発達に若干の遅れがある場合，あるいは，音声言語の発達に遅れのある場合もある．全般的な知的発達に若干の遅れがある場合でも，その知的発達から期待される以上に，ひらがなの習得に問題を認める場合は，指導の対象である．また，音声言語の発達に遅れを認める特異的言語障害との併存例も少なくない．それぞれ，アセスメントの結果に基づき1人ひとりの認知特性に合ったかかわりをする必要がある．

4．「全く読めない」「全く書けない」ではないということ

　ひらがなの習得に時間がかかっても，典型的な発達性ディスレクシアのこどもの多くは，適切な支援なしで，遅れながらも完璧にまでは至らなくても，ひらがなを少しずつ習得していく．カタカナに関しては支援なしでは定着しないことも少なくないが，ひらがなに比べ使用頻度が低いためか見過ごされることが多い．読むことの困難は，書くことの困難よりも気付かれにくい．保護者が「読むことは大丈夫だが，書くことが難しい」といって相談に来るこどもの多くが，こども自身は読むことの大変さを書くことと同様に訴える．検査をしてみると多くの場合，読みの困難も明らかになる．書くことの誤りは目に見えるため，そちらに注意が向くことが多いが，読むことの困難のほうが学習に与える影響は大きい．そのため読むことの難しさを見過ごさないようにしたい．書くことに関しては，発達性ディスレクシアのこどもの多くが，10問程度の普段の漢字テストなら満点，または8〜9割書けることが少なくない．短期記憶が保たれているためである．しかし，急に50問テストなどをされるとほとんど書けないことに驚かれる．それでも練習すれば，そのときは書け

ることも少なくないため，「やればできる」と誤解されることが多い．周囲の大人の印象で，発達性ディスレクシアかどうかを判断しようとせずに，客観的評価を行ったうえで，「読む速度」と「読み書きの正確さ」に注目し，それがそのこどもの学習にどういう影響を及ぼすかを見極めて対応する必要がある．

5．絵を描くことや文字形態の崩れとの関連

　絵の能力と発達性ディスレクシアとの関連は低いと考えられる．また，枠からはみ出す，何を書いたのかわからないくらい形が整っていない字を書く，ということも発達性ディスレクシアとの関連は低い．学年が上がり枠内に書けるようになったこどもについて，「枠に入るようになったからディスレクシアではない」と関連機関で言われたと保護者から聞くことがある．字の形が整っていない状態＝発達性ディスレクシアのあるこどもの特徴ではない．整った字を書く発達性ディスレクシアのあるこどもも多数存在することも知ってほしい．

6．文字の「見え方」について

　発達性ディスレクシアのあるこどもの字の見え方について聞かれることが多い．宇野ら[1]により，発達性ディスレクシアの読み能力には，視知覚や視覚認知の関与が大きいこどももいるが，視機能の問題では発達性ディスレクシアにはならない[8]ことが報告されている．色付き透明フィルターやフォントタイプについても，読み速度や正確さに対しては，客観的な効果はないことがわかっている[9,10]．ビジョントレーニングを勧める支援者が多く存在するが，発達性ディスレクシアの症状の改善に対して，科学的根拠のある成果は報告されていない．

7．文字学習の準備

　しりとりや，猛獣狩りなどの文字数を数える遊びといった幼児期のことばの音遊びは，文字学習への準備という意味で大事だが，音韻障害（のある発達性ディスレクシア）が疑われるこどもにとっては苦手で楽しくない遊びであることが多

く，避けがちである．これらの遊びを，文字数がすぐにわかるように，マグネットで視覚的に提示しておくなど，ちょっとした手助けをしながら目にみえる形にしたり，音に特化されていないゲーム「動物の名前5つ」や課題は上手なことが多いので，できる課題のバリエーションをどんどん増やしていき，遊びの中で理解語彙や表出語彙を増やしていくことをおすすめする．

就学にあたっての考え方，準備

1．学校側の資源

幼児期に，発達性ディスレクシアが疑われ指導を開始したこどもは，保護者と相談しながら就学準備ができ，比較的スムースに小学校生活を始められる傾向にはあるが，それでも，就学後の担任の影響は大きい．担任の理解と適切な対応があれば，読み書きの苦手があったとしても，楽しく学んでいくことが可能である．逆に担任の理解と協力が得られない場合は，学校生活での学習が苦痛な時間になる可能性が高い．少しでも望ましい学習環境を整えるために，発達性ディスレクシアが疑われる場合は，就学前から準備する場合と就学後の本人の困り感をみてから対応を考える場合の2通りが考えられる．

就学前から準備する場合は，教育委員会の就学相談を経ずに，入学する直前や入学してから直接学校との相談をする場合もあれば，教育委員会の就学相談を経た後，就学前の2月頃，こどもも連れての校長面談を行う場合もある．公立の場合，4月になってそのとき対応してくれた教員が異動してしまうことも想定する必要がある．したがって，この2月時点では細かいことは伝えずに，顔を複数の教員に覚えてもらうというぐらいの気持ちで臨むと良いかもしれない．4月以降，こどもの状態をみてもらった後で，個別に担任と必要な配慮について，細かく連携するのが望ましい．ことばの教室やその他の通級指導教室などを活用するのか，特別支援学級在籍にするのか，見学をしたうえで，就学前の12月前までには決めて，教育委員会に連絡する必要がある．

通常学級在籍希望の場合でも，各学校に1人は居る特別支援教育コーディネーターと事前に会い，取り出し授業やリソースルームの有無やその内容，補助員の活用方法など，自治体により異なるので，確認して連携体制を作っておくことをおすすめする．私立の場合も，学校によって特色があり違いはあるが基本的には同様である．

就学前後には本人の困り感が少ないため，本人や保護者の意見に基づいた合理的配慮を受けにくいという弱点がある．

2．本人の理解

本人には色々な学び方があることを伝え，ゆくゆくは自分の苦手さを補え，自分の特性に合った学び方を選んでいけるように一緒に考えていく．漢字にルビがあれば読めるなら，ルビを振ってもらえる環境を整える．もしくは，読み上げてもらうことを選べる環境を整えることも選択肢の1つである．読んでもらえる環境が用意されていると，不安なく自分で読めそうなものは自分で読んでみるという選択ができたりもする．漢字が思い浮かばないときはひらがなでも良いと言ってもらえるだけで，書く意欲が守られたりする．練習をたくさんさせてできるようにするよりも，少しでも苦労なく学べる方法を複数提示したほうが，学びのバリエーションは広がる．たとえ文字の読み書きがつらくても，他に学べる方法があると実感できることは，学習意欲を守るために重要である．新しいことに積極的に挑戦していける発達性ディスレクシアのこどもの場合，本人と相談しながら，色々な可能性を試してみることが可能である．ADHDを併存している場合であれば，じっと座って学ぶよりは，身体を動かしながら学べたり，本人が興味を持って拒否感なく学べるような題材や刺激量を設定することが大事になる．ASDが併存している場合は，「安心」の保障が鍵となる．例えば，初めから課題の量ややり方に具体的な見通しが持てること，わからないときにわからないと言える環境が用意され，助けてもらえる方

法があらかじめわかっていること，できないこと
を責められないなどの，ちょっとした細やかな配
慮で安心して取り組むことができることが多い．
また，「絶対に失敗したくない」「失敗することに
強いストレスを感じる」といったASD児によくあ
る特性により，ちょっとした字の誤りへの指摘や
赤いペンでの×や修正が，強烈な体験となり，次
の挑戦を妨げてしまうことがある．就学前にこの
傾向に気づき，前もって学校と調整しておくこと
は，不適応を防ぐために大事なことである．その
こども1人ひとりの特性を捉え，本人が自分に
合った学び方を理解し，選んでいけるように支え
ていくことは大事である．

3．家庭での理解

「読み書きが苦手だと学ぶこと自体ができない」
「スラスラ読めて書けることが学習するために必
要不可欠な条件である」という保護者の考え方や，
「努力させればできるはず」という願いが，努力し
ても従来の方法では成果を上げにくい発達性ディ
スレクシアのこどもたちを追い詰めることになる
可能性があることを，保護者に丁寧に伝えていく
必要がある．そのこどもの学ぶ権利を守ることを
一番に考えるならば，本人が知識を得やすい方法
や，考えを伝えやすい方法を選べることが大事で
ある．保護者がそのための後押しをする役割を
担ってくれるならば，そのこどもの家庭学習の負
担はかなり軽減されることが想像できる．

一方で家族の在り方も多様化し，経済的に十分
ではない家庭，外国にルーツのあるこども，片親
の家庭など，経済的にも環境的にも，こどもの学
習支援を家庭でできないケースも増えている．そ
のようなこどもたちが取り残されないように，公
的機関が援助してのICT機器の貸し出しや，地域
の方のマンパワーなどを有効に活用し学習支援を
していくことなどが望まれている．

就学後の具体的対応

1．連絡帳

あらかじめ1週間の予定を書いて配布してくれ
る担任もいるが，毎日，次の日の時間割や持ち物
を黒板から書き写すことを求められる場合もあ
る．発達性ディスレクシアのこどもにとって，こ
れは辛い作業である．担任と相談し，本人の様子
をみながら少なくとも低学年のうちは，プリント
配布にしてもらったり，書き写す量を調整しても
らう．

2．宿　題

学校環境でのストレスが大きく，特にASDが
併存しているこどもにとっては，帰宅後宿題を行
う余力が残っていないことも少なくない．それに
もかかわらず，本人が宿題をすることへのこだわ
りを強くもっている場合も多い．しかし，保護者
や支援者からの声かけだけでは，本人の方法を変
えられないことが多い．担任から働きかけて，本
人と相談し，宿題の量や内容などの調整が必要で
ある．少しずつでも，無理なく楽しく文字を使っ
ての学習を積み重ねられると良い．

3．授業中

教科書やプリント，テストでの読み書きの負
担，黒板に書かれた字をノートに書き写すことの
困難など前述のように，発達性ディスレクシアの
こどもの多くが文字学習に苦痛を感じている．支
援者は本人が教室で，何にどんな風に苦労してい
てどういう方法を望むのかを聞き取り，取り組み
やすい方法をアセスメントに基づいた個別プログ
ラムで積み重ねていく．並行して担任や保護者と
連携しながら，教室や家庭での学習環境を整えて
いくことが必要であろう．担任の理解と協力が得
られにくい場合は，特別支援教育コーディネー
ターや管理職に相談してみることが有効な場合も
ある．

4．音楽の五線譜

小1，小2で鍵盤ハーモニカ，小3からリコー
ダーを学ぶが，発達性ディスレクシアのこどもの
多くが，五線譜を使いこなすことに困難を示す．
文字から音へ変換する脳部位と，音符から楽音に
変換する脳部位が近い[11]ことと関連がある可能性
がある．フィンランドで開発されたフィギャー

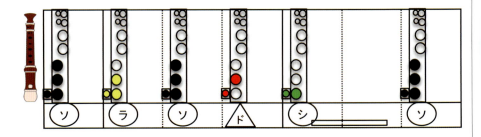

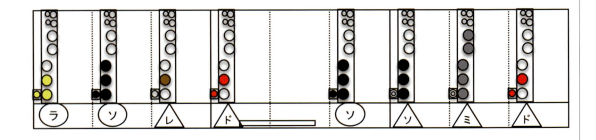

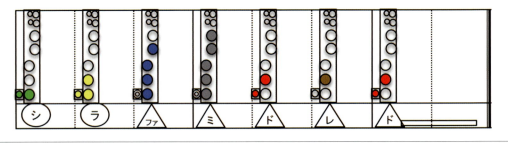

図 1. フィギャーノートを学校教育用に応用したリコーダー楽譜

（文献 16 より）

ノート（**図 1**）は[12)～14)]誰もが簡単に演奏を楽しめるようにデザインされており，これを使うことで，五線譜が読めなくても演奏に参加できるようになるこどもは多い．フィギャーノートは，最新版の教員養成課程の教科書でも紹介されている[15)]．学びを保障する選択肢の 1 つとして，こども本人，保護者，指導者には積極的に情報提供してほしい[16)]．

まとめ

発達性ディスレクシアについての詳細な評価と，認知特性・障害構造に基づいた指導プログラムを実施している専門機関は少ない．発達性ディスレクシアの多くのこどもが専門機関に繋がり，適切な対応がなされることが望ましいが，専門機関が少ないため，それが難しい現状である．専門機関に繋がる機会を持てないこどもにも，学校現場や家庭で，追い詰められることなく多様な学び方が認められる環境が求められている．

文　献

1) 宇野　彰ほか：発達性ディスレクシア（発達性読み書き障害）の背景となる認知障害—年齢対応対象群との比較—．高次脳機能研，**38**：267-270，2018.
   Summary　日本語話者の発達性ディスレクシアのこどもの65%以上は複数の認知障害の組み合せで生じている．認知障害の種類に基づくと，7種類に下位分類されることからヘテロな集団と考えられる．

2) 太田静佳ほか：幼稚園年長時におけるひらがな読み書きの習得度．音声言語医，**59**(1)：9-15，2018.

3) 猪俣朋恵ほか：年長児のひらがなの読み書き習得に関わる認知能力と家庭での読み書き関連活動．音声言語医，**57**(2)：208-216，2016.

4) 春原則子：発達性ディスレクシアに対する根拠ある指導．高次脳機能研，**38**：281-284，2018.
   Summary　詳細な認知機能の評価に基づき，多数の発達性ディスレクシア例に効果が確認された「根拠に基づく」指導方法2種類と効果が認められるための条件が紹介されている．

5) 宇野　彰ほか：小学生の読み書きスクリーニング検査—発達性読み書き障害児（発達性ディスレクシア）検出のために—．インテルナ出版，2006.

6) 宇野　彰ほか：改訂版　標準読み書きスクリーニング検査—正確性と流暢性の評価—．インテルナ出版，2017.

7) 宇野　彰ほか：発達性読み書き障害—神経心理学的および認知神経心理学的分析—．失語症研，**22**(2)：130-136，2002.

8) 後藤多可志ほか：発達性読み書き障害児における視機能，視知覚および視覚認知機能について．音声言語医，**51**(1)：38-53，2010.

9) 後藤多可志ほか：有色透明フィルム使用が発達性読み書き障害児群の音読速度に与える影響について．音声言語医，**55**(3)：187-194，2014.

10) 谷　尚樹ほか：発達性ディスレクシア児童の音読における書体の影響．音声言語医，**57**(2)：238-245，2016.

11) Sergent J, et al：Distributed neural network underlying musical sight-reading and keyboard performance. *Science*, **257**：106-109, 1992.

12) 阪井　恵，酒井美恵子：学習を助ける製品，アイディアの情報．音楽授業のユニバーサルデザインはじめの一歩，p. 101，明治図書出版，2018.

13) 阪井　恵，酒井美恵子：特に楽譜をめぐって．音楽授業のユニバーサルデザインはじめの一歩，p. 103，明治図書出版，2018.

14) 酒井美恵子，阪井　恵：読譜など特定の学習に課題がある児童への指導スキル．小学校音楽指導スキル大全，p. 175，明治図書出版，2019.

15) 有本真紀ほか：新板　教員養成課程　小学校音楽科教育法．教育芸術社，2019.

16) HAPPYMUSE　はぴみゅーず　フィギャーノート普及会：〔http://happymuse.net/〕

特集／発達障害支援のマイルストーン
—就学支援を中心に—

ASD児への発達特性を生かした発達支援と生活支援

戸塚香代子[*1]　日原信彦[*2]

Abstract 学齢期には児の主たる生活環境が学校にシフトすることから，作業療法では基本的日常生活動作のほかに，地域生活・学業・遊びといった広い視点の生活を把握する必要がある．本稿では，自閉スペクトラム症（以下，ASD）児への作業療法介入に至るまでに必要な評価の内容とそのプロセス，および ASD 児を評価する際のポイントをまとめて記載した．また学齢期の ASD 児への作業療法の介入のポイントを記載した．併せて，筆者が担当した学齢期の ASD 児への発達支援と生活支援の介入事例について述べた．

Key words 自閉スペクトラム症（autism spectrum disorder），作業療法（occupational therapy），生活支援（daily life support）

はじめに

発達障害者支援法が施行され10年以上が経過している．近年では，発達障害を扱うテレビ番組も報道されるようになり，発達障害に対する注目が集まっている．支援の基本となるガイドラインも制定され，発達障害という言葉が広く出回る一方で，「発達障害」の言葉の定義は実に広い．また発達障害は，その数の多さ，外見からの課題のわかりにくさ，障害と個性の境界が明確でないこと，環境との相互作用で外見上の課題が改善することがあるなど，多種多様の障害像が混在しやすい．

本稿では発達障害の中でも，自閉スペクトラム症（以下，ASD）に対する作業療法に焦点を当て，介入に至るまでに必要な評価のプロセスとそのポイント，学齢期の ASD 児への介入の事例について述べる．

ASD 児への作業療法評価

ASD に対して治療的にかかわり，ライフステージを支援するためには，まずは児の現在の状態を正確に評価し，理解することから始まる．

1．情報収集

初回評価にあたっては，できる限り相談や受診につながった経過や needs を把握しておくことが重要である．特に行動特徴の把握や主訴の把握は，評価に際しての優先順位の決定や事前準備の参考になる．また，成育歴・発達歴・健診の経過，受診歴や服薬状況といった医学的情報を把握する．さらに現在の所属学校・学級および利用している福祉サービスを把握する．

2．評　価

評価には，面接・観察といった informal な評価と formal な検査がある．

面接では児の状況に応じてまずお互いの自己紹介を行い，併せて検査の概要やその日のスケ

[*1] Kayoko TOZUKA-SAKAMOTO, 〒211-0035 神奈川県川崎市中原区井田3-16-1 社会福祉法人同愛会 川崎市中央療育センターリハビリテーション部
[*2] Nobuhiko HIHARA, 横浜ハビリテーションクリニック，院長

ジュールをホワイトボードや紙に示し，児に伝える（**図1**）．また保護者needsと併せて，児のneedsも確認する．児のneedsは学校での教科学習や，友人関係，家での生活動作など具体的に児の生活に沿って質問すると返答が得られやすい．また好きなキャラクターやテレビ番組・ゲームなどの趣味や嗜好についても聴取する．

formalな検査は**表1**に記載した[1)～3)]．情報収集から得られた情報と，医師の所見や過去の検査があれば，それらを参考に児の発達状況を見立て，選択する．一般に作業療法では，心身機能・身体構造としての認知発達と基本的運動技能，および活動や参加といったADL（日常生活動作）・IADL（手段的日常生活動作）や生活リズムの把握を行う．基本的運動技能としては，神経心理学的検査

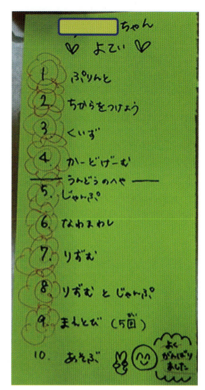

図1．スケジュール

表1．ASD児・者へのformalな検査

自閉スペクトラムのアセスメント	Parent-interview ASD Rating Scale-Text Revision (PARS-TR)
	小児自閉症評定尺度（Childhood Autism Rating Scale：CARS）
	Modified Checklist for Autism in Toddler（M-CHAT）日本版
	Psychoeducational Profile-Third Edition（PEP-3）
発達検査・知能検査	新版K式発達検査2001
	田中ビネー知能検査
	日本版ウェクスラー式知能検査
	Kaufman Assessment Battery for Children-second edition（KABC-Ⅱ）
	遠城寺式乳幼児分析的発達検査
	津守式乳幼児精神発達診断検査
	KIDS乳幼児発達スケール
	日本語版DN-CAS（Das-Naglieri Cognitive Assessment System）
	グッドイナフ人物画知能検査
適応行動のアセスメント	日本版VinelandⅡ適応行動尺度
	新版S-M社会生活能力検査
	子供の行動チェックリスト（親用）CBCL
感覚統合領域のアセスメント	日本版ミラー幼児発達スクリーニング検査（JMAP）
	JPAN感覚処理・行為機能検査（JPAN）
	臨床観察
	日本版感覚プロファイル（Sensory Profile：SP）
視知覚領域のアセスメント	フロスティッグ視知覚検査（DTVP）
セルフケア領域のアセスメント	子どものための機能的自立度評価表（WeeFIM）
	リハビリテーションのための能力低下評価表（PEDI）
	三間表

表 2. 観察のポイント

第一印象	ファーストコンタクトでの児の表情や言動
	部屋への移動の切り替え
	移動時の身体の様子，座り方
社会性	アイコンタクトの有無やタイミング
	同年代および異年齢集団との関係性
	楽しみや興味，達成感への共有
	対人関係における相手の存在への意識
言語・非言語コミュニケーション	話し言葉の発達状況
	言語理解の発達状況
	会話の継続性・相互性
	文法的構造の未熟さ
	音程・抑揚・早さ・リズムの特異性
	表情変化の有無
	身振り手振りの有無
想像性	時間概念
	場面の切り替え
	こだわり・常同行動

をはじめ，発達検査の中の運動発達の項目や，感覚統合検査を行うことが一般的であるが，その際に，「できた・正常/できない・異常」だけでなく，児がチャレンジしようとしたか，何がどの程度できないか，評価者がどの程度・どのように児に教えたらどのくらいできるのかといった「芽生え」をみておくことが，その後の支援を考えるうえで非常に重要である．

観察のポイントは岩永[1]，佐々木ら[4]の文献を参考に**表 2**に記載した．観察は，児がどの場面でどのような様子であったかエピソードが大切である．また，訓練室の中と外での様子の違い，評価者と保護者への応答の違い，はじめの緊張した様子が時間的もしくは場面により変化する可能性があることから，それらを注意深く観察する必要がある．

3. 評価実施時のポイント

筆者は評価を実施する際にワークシステム[4]（何をどれくらいするのか，終わったらどうするのかなど）を用いる．口頭で説明することもあるが，視覚的に提示すると児の協力が得られやすい．さらに児の援助要請の程度を見定めて，事前に"わかりません・パス"，"やすみたい・トイレにいきます"など，具体的に援助要請のためのキーワードを伝えておくと良い．これらの評価に際しての準備は，大多数の ASD の人が，視覚による情報の処理が，聴覚による理解よりも優位であるといった特徴に由来する．またスケジュールやワークシステムの導入は，ASD の認知特性として，中枢性統合の弱さや実行機能の課題を補う上でも有効である[4][5]．どのようなスケジュールやワークシステムを用いることで円滑に課題を遂行できるのかは評価の一部であり，その後の指導や生活支援の枠組みの基礎となる．

評価結果の解釈と目標の立案

評価結果はまずは生活年齢ではなく，発達状況を加味して精査する必要がある．そのうえで主にICF（国際生活機能分類）を用いて整理することが一般的である．また解釈については，活動・参加を整理するにあたり，児の心身機能・身体構造を把握したうえで，強み・弱みや興味関心の有無に伴う行動のムラについて焦点化することが必要である．また問題を児の認知特性によるものとして焦点化せず，人やモノといった環境との相互作用として生じる課題として理解し，整理する．

治療的介入については，病院や施設によって，入院や外来の通院期間に期限がある場合もあるが，短期目標（およそ半年）・長期目標（1年）を立て，必ず半年ごとに再評価を実施し，児もしくは保護者と目標の再設定もしくは必要があれば介入方法を修正することが重要である．

ASD に対する作業療法の介入

1．ライフステージにあわせた支援

学齢期の ASD 児への支援にあたっては，児が所属する教育組織体制を把握しておくことが望まれる．支援学級または（特別）支援学校に通う児の多くは，学校担任によって児の学習の個別指導計画が作成されている[6]．個別指導計画もしくは個別の教育支援計画を確認し，学校教育の needs や目標を把握したうえで連携することが望まれる．また放課後等児デイサービス（以下，デイサービス）などの福祉サービスも多岐にわたっている．児を取り巻く環境を1日および1週間単位で生活リズム全体を把握し，課題を解決することが作業療法士には求められる．

2．能力障害への対応

1）箸が使えない，うまく字が書けないなど

児の心身機能・身体構造の状態から，児の身体技能の発達を促すような治療を行うと同時に，児が使用しやすい道具の導入を行うことで，今できる能力で行える ADL の支援を行う．また介入にあたっては，児の興味のあるキャラクターや玩具を用いるなど，強みを生かした課題を設定することで，児のモチベーションを維持できるように工夫することも有効である．

2）すぐにあきらめる，やりたがらない/興味の限定，変化への対応の困難さ/集中できない，落ち着きがないなど

その活動や作業が児の身体技能や認知発達段階を加味して，実際に理解できる・遂行できる内容か確認し，そのうえでなぜあきらめるのか，やりたがらないのかを検討する必要がある．問題行動とされるパニックやこだわりを解釈するにあたっても，児の認知特性から対応を吟味する必要がある[5]．

3．社会的不利への対応

社会的不利とは児の身体および認知特性と環境との間に生じる不利益をいう．具体的には，発達障害に対する無理解や偏見や，合理的配慮の欠如や，環境整備の不備がこれにあたる[5]．ただし，先に述べたように，ASD 児・者の特性は多岐にわたっている．したがって，個人の認知特性や身体技能の把握したうえでの個別的対応が求められる．

4．感覚調整障害への対応

感覚の過敏さや鈍感さといった特徴は乳幼児期には目立つが，学齢期になると落ち着きがない，姿勢が崩れる，集中力がない，怒りっぽいなどの行動として現れていることが多い．個人の感覚の認知過程は，感覚プロファイル[2]や適応行動尺度[3]などで把握し，環境調整を行うことが基本となる．特に感覚の特異性に関しては，本人の精神的余裕の有無によって，感受性・許容に幅があるため，進学・進級などにより新規場面が想定される場合は，一時的にでも感覚調整障害の状態が再燃することがあることを念頭に置いて対応すべきである．

学齢期の ASD 児への生活支援の事例

1．箸動作獲得への介入

A さん男子（中学2年生，支援学級）．診断名は ASD，中等度知的障害，発達性協調運動障害（DCD）．本人自ら修学旅行に向けて箸を使えるようになりたいと希望し，介入した．

臨床観察から静的3指握りによる筆記具・食具動作は確立しているものの，手内筋の筋力の低さと手指対立を含む分離の未熟性が示唆された．外来では，母指と示指のピンチ力強化のために，①洗濯ばさみをつまむ，手指の分離運動のために，②3指握りで小さな文字を運筆する，③手の中でコインを操作する課題を行った．課題に対して一生懸命やる一方で，上手くできないことへのフラストレーションが高いために，初めから箸の

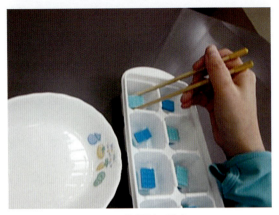

図 2. 箸課題の設定

操作の導入はしなかった．3か月後，上記課題を安定して行えるようになり，箸を導入した．箸を構えることができたが，大きく2本の箸を開くために箸が手からずれ落ち，連続で開閉することが困難であった．はじめは，短く切った竹の割り箸とつまみやすいスポンジ，氷皿(図2)を用意し，氷皿からスポンジを取り出す課題から始め，自宅でも導入した．氷皿はスポンジが大きく転がる，また箸が大きく開きすぎることを防ぐ役割を果たすための環境設定として用いた．

1か月後，スポンジを箸でつまめるようになり，割り箸でおやつにスナック菓子を食べる設定を導入した．3か月後，厚みがあり軽いものや麺類は箸を使用して食べることができるようになったが，ご飯や葉物のサラダ，肉の塊を噛みちぎることは難しかった．学校でも割り箸を持参し，練習を開始した．実際の修学旅行では，外食時に本人が自分で食べやすい定食をセレクトし，普通箸で食べることができた．また事前に宿泊先で出てくるメニューを確認し，その場で本人が必要な場合には肉を食べやすい大きさに切ってもらうように学校側に依頼し，普通箸で食べることができた．OTが本人の特性と運動機能を把握し，状態に合わせて家や学校での練習方法や道具の選定などの段階づけを行うことで，本人がメニューと道具を選択し，外食を楽しめるようになった．

2．就学を見据えた支援と就学後の介入

Bさん男児(小学2年生，支援学級)．診断名はASD，重度知的障害．「スプーンを使えない・じっと座っていない」という主訴にて，年長秋よりOT開始となった．就学に際して運動発達の状態とADL自立度，生活リズムの評価を行ったところ，本児は基礎体力が低く平時から午睡が必要だった．また「途中で寝る」との保護者の理由から屋外ではベビーカーを使用していた．就学に向けた基礎体力づくりのために，休日に家から学校まで歩いて往復する練習を開始した．就学後に学校訪問にて給食を含む授業の様子を観察し，児の発達状況について学校担任と共通認識をはかった．そのうえで食具の工夫を含む食事の支援や，支度や着替えの手順や介助方法などについて，学校の個別指導計画をもとに連携をはかった．

小学校2年に進級後，保護者と新担任より「授業中に寝てしまう」という主訴があがった．生活リズムの聴取では，デイサービス利用の翌日は午前から覚醒が下がることがあった．児はデイサービスがない日は昼寝をしており，基礎体力の低さが残存していた．そのため帰宅後は大人の介助量を増やし，19時を目安に就寝することを優先するよう保護者に依頼した．また再度学校訪問を実施したところ，交流級での授業中に覚醒が下がり，口の中に物を入れるなどの逸脱行動も認め，児の理解によって課題に対する意欲に違いがあると推察した．児の認知発達と基本的運動技能の発達状況を鑑み，「1つひとつの動作を細分化し，大人が児の手をとり，何度も同じ動きを繰り返し学ぶこと，聴覚よりも視覚的に理解しやすいといった本児の強みを活かす設定すること」が有用であることを担任に伝え，情報共有をはかった．3か月後，学校での課題の難易度を児に合わせて変更したことで，支援級では授業に主体的に参加できるようになった．OTが本人の特性と発達段階を伝え，担任が作業工程をわかりやすく構造化することで，学校でも1人で簡単な自主学習を行うことができるようになった．

3．身辺動作習得への介入

Cさん男子(高校2年生，支援学校)．診断名はASD，中等度知的障害，DCD．主訴は「手をきれいに洗えない」であった．児は学校でも就労訓練

の一環として手を洗う方法は指導されていた．しかし実際の評価場面では手を水で濡らすだけで終えており，保護者や支援者からの指示待ちの状態であった．上記の様子からワーキングメモリーの弱さ，時間概念の未熟さ，body-image を含む視知覚認知の未熟さがあると考察し，手順書を作成した．左右の弁別が不確実であったため，手順書は右手と左手それぞれ本人が手順書をみて模倣できるように作成した(**図 3**)．手順書を導入することで，本人は保護者や支援者の顔色をみて困ったような様子をみせることなく，手洗いに取り組む場面が多くなった．その後サービス調整会議を行い，本人が通う学校やデイサービスでも同じ手順書を導入した．半年後，手順書を用いて手を洗うことができるようになったが，数えながら手を洗ったり，作業の終了を視覚的には判断できないため，声掛けが必要であり，複数の施設での対応を統一した．OT が本人の特性と理解の状態を把握し，状態に合わせて手順書を作成し，また実際に本人が通う学校や施設で同じ手順書を用いることで，支援者にかかわらず統一した方法で支援することが可能になった．

おわりに

学齢期の ASD 児へのライフステージに合わせた支援のための，作業療法の評価と介入の要点について述べた．ライフステージに応じた ASD 児・者への支援においては，現行の法律体制では学齢期から青年期にかけての移行後に，利用できる医療機関や福祉サービスの多くが切り替わるため，支援の連続性が担保されにくい．しかし ASD の人たちがもつ認知特性は生涯を通して継続していくものであるとされている[4)5)]．今後は，乳幼児期から成人期にわたって ASD 児・者にかかわる

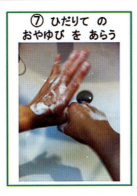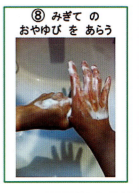

図 3．手洗いの手順書(一部抜粋)

支援者同士の連携により，支援の連続性を担保し，養育者やかかわる人が ASD 児・者の理解を深められるように，また ASD 児・者が自身の特性に合わせて自己決定できるように，寄り添い伝えることが作業療法士に求められていると考える．

文　献

1) 岩永竜一郎：対人関係・コミュニケーションのアセスメント．作業療法ジャーナル，**52**(8)：819-822，2018．
2) 松島佳苗ほか：感覚処理・協調運動のアセスメント．作業療法ジャーナル，**52**(8)：828-834，2018．
3) 福田恵美子ほか：セラピストによる実践作業療法．宮尾益知ほか(編)，発達障害のリハビリテーション．pp.162-166，医学書院，2017．
4) 佐々木正美ほか：自閉症の人たちを支援するということ─TEAACH プログラム新世界へ．朝日新聞厚生文化事業団，2001．
5) 日原信彦：リハビリテーションのマネジメント．宮尾益知ほか(編)，発達障害のリハビリテーション．pp.54-67，医学書院，2017．
6) 文部科学省ホームページ：地域における一貫した相談・支援のための連携方策．特別支援教育について，2008．〔http://www.mext.go.jp/a_menu/shotou/tokubetu/material/021/009.htm〕(2019年2月27日参照)

MB Orthopaedics誌30周年記念書籍！ 新刊

骨折治療基本手技アトラス
～押さえておきたい10のプロジェクト～

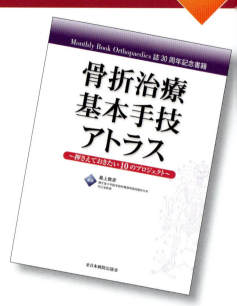

編集：**最上敦彦** 順天堂大学医学部附属静岡病院 先任准教授

2019年4月発行　変形A4判　518頁
定価（本体価格 15,000円＋税）

新AO分類を掲載！
500ページを超える大ボリューム
オールカラー！

骨折治療の精鋭が送る、豊富なイラストと写真でとことん"魅せる"工夫を凝らした**基本手技書の決定版**です！

CONTENTS

プロジェクトⅠ
骨折治療の目的とは何か？

プロジェクトⅡ
骨折診断ツール

プロジェクトⅢ
メスを使わない骨折治療法

プロジェクトⅣ
骨折手術のための器械（役割と使い方）

プロジェクトⅤ
ダメージコントロールとしての直達牽引・創外固定の実際

プロジェクトⅥ
骨折治療ツール
（インプラントの役割と使い方）

プロジェクトⅦ
骨折手術の計画の立て方

プロジェクトⅧ
押さえておくべき基本
骨折治療テクニックの実際

プロジェクトⅨ
感染のない，きれいなキズアトを目指す

プロジェクトⅩ
診断・治療に困ったときの対処法 Q&A

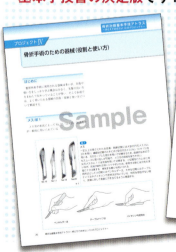
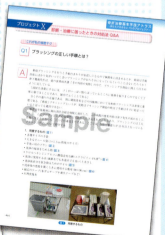

全日本病院出版会
〒113-0033 東京都文京区本郷3-16-4　Tel:03-5689-5989
www.zenniti.com　　　　　　　　　　　Fax:03-5689-8030

ピン・ボード

リハ栄養フォーラム 2019

＜福岡＞
日　時：6月30日(日)12：30～16：30
場　所：JR博多シティ 9F JR九州ホール
定　員：600名

＜東京＞
日　時：7月20日(土)10：00～16：30
場　所：よみうりホール
定　員：1000名

＜札幌＞
日　時：7月27日(土)12：30～16：30
場　所：ACU札幌　ACU-A(アスティ45)1614
定　員：250名

＜名古屋＞
日　時：8月24日(土)12：30～16：30
場　所：TKPガーデンシティ PREMIUM 名駅西口
　　　　2階ベガ
定　員：280名

受講料
福岡・札幌・名古屋 各会場　3,000円(税込)
東京会場　4,000円(税込)
お申込み：下記Webサイトよりお申し込みください。
URL：http://www.e-toroku.jp/rihaeiyo2019/

第5回東京都総合高次脳機能障害研究会

日　時：2019年7月28日(日)
会　場：首都大学東京 荒川キャンパス内 大視聴覚室
プログラム
＜基礎編 講演＞
「高次脳機能障害のある方への支援：医療と地域の連携のコツ」
＜実践編＞
・世田谷区・葛飾区・足立区・調布市・府中市・杉並区・武蔵野市・町田市・西東京市・港区・新宿区・西多摩保健医療圏(青梅市, 羽村市, 福生市, 瑞穂町, 奥多摩町, あきる野市, 檜原村, 日の出町)・東京高次脳機能障害者支援ホーム(通称：HiBDy. Tokyo)からの発表
対　象：医療, 行政, 福祉に携わる全専門職, 患者, ご家族
募集定員：280人
参加費：1,000円
その他：申し込み方法・詳細は, 東京慈恵会医科大学リハビリテーション医学講座のホームページをご覧ください.
主　催：東京都総合高次脳機能障害研究会
共　催：東京都理学療法士協会, 東京都作業療法士協会, 東京都言語聴覚士会

FAX による注文・住所変更届け

改定：2015 年 1 月

　毎度ご購読いただきましてありがとうございます．

　読者の皆様方に小社の本をより確実にお届けさせていただくために，FAX でのご注文・住所変更届けを受けつけております．この機会に是非ご利用ください．

◇ご利用方法

　FAX 専用注文書・住所変更届けは，そのまま切り離して FAX 用紙としてご利用ください．また，注文の場合手続き終了後，ご購入商品と郵便振替用紙を同封してお送りいたします．**代金が 5,000 円をこえる場合，代金引換便とさせて頂きます．**その他，申し込み・変更届けの方法は電話，郵便はがきも同様です．

◇代金引換について

　本の代金が 5,000 円をこえる場合，代金引換とさせて頂きます．配達員が商品をお届けした際に，現金またはクレジットカード・デビットカードにて代金を配達員にお支払い下さい(本の代金＋消費税＋送料)．(※年間定期購読と同時に 5,000 円をこえるご注文を頂いた場合は代金引換とはなりません．郵便振替用紙を同封して発送いたします．代金後払いという形になります．送料は定期購読を含むご注文の場合は頂きません)

◇年間定期購読のお申し込みについて

　年間定期購読は，1 年分を前金で頂いておりますため，代金引換とはなりません．郵便振替用紙を本と同封または別送いたします．送料無料，また何月号からでもお申込み頂けます．

　毎年末，次年度定期購読のご案内をお送りいたしますので，定期購読更新のお手間が非常に少なく済みます．

◇住所変更届けについて

　年間購読をお申し込みされております方は，その期間中お届け先が変更します際，必ずご連絡下さいますようよろしくお願い致します．

◇取消，変更について

　取消，変更につきましては，お早めに FAX，お電話でお知らせ下さい．

　返品は，原則として受けつけておりませんが，返品の場合の郵送料はお客様負担とさせていただきます．その際は必ず小社へご連絡ください．

◇ご送本について

　ご送本につきましては，ご注文がありましてから約 1 週間前後とみていただきたいと思います．お急ぎの方は，ご注文の際にその旨をご記入ください．至急送らせていただきます．2〜3 日でお手元に届くように手配いたします．

◇個人情報の利用目的

　お客様から収集させていただいた個人情報，ご注文情報は本サービスを提供する目的(本の発送，ご注文内容の確認，問い合わせに対しての回答等)以外には利用することはございません．

　その他，ご不明な点は小社までご連絡ください．

株式会社 **全日本病院出版会**

〒 113-0033 東京都文京区本郷 3-16-4-7F
電話 03(5689)5989　FAX03(5689)8030　郵便振替口座 00160-9-58753

FAX 専用注文書

5,000 円以上代金引換

ご購入される書籍・雑誌名に○印と冊数をご記入ください

○	書　籍　名	定価	冊数
	骨折治療基本手技アトラス―押さえておきたい 10 のプロジェクト― 新刊	¥16,200	
	グラフィック リンパ浮腫診断―医療・看護の現場で役立つケーススタディ― 新刊	¥7,344	
	足育学　外来でみるフットケア・フットヘルスウェア 新刊	¥7,560	
	四季を楽しむビジュアル嚥下食レシピ 新刊	¥3,888	
	病院と在宅をつなぐ 脳神経内科の摂食嚥下障害―病態理解と専門職の視点― 新刊	¥4,860	
	ゼロからはじめる！ Knee Osteotomy アップデート	¥11,880	
	イラストからすぐに選ぶ　漢方エキス製剤処方ガイド	¥5,940	
	化粧医学―リハビリメイクの心理と実践―	¥4,860	
	ここからスタート！睡眠医療を知る―睡眠認定医の考え方―	¥4,860	
	髄内釘による骨接合術―全テクニック公開, 初心者からエキスパートまで―	¥10,800	
	カラーアトラス　爪の診療実践ガイド	¥7,776	
	睡眠からみた認知症診療ハンドブック―早期診断と多角的治療アプローチ―	¥3,780	
	肘実践講座　よくわかる野球肘　肘の内側部障害―病態と対応―	¥9,180	
	医療・看護・介護で役立つ嚥下治療エッセンスノート	¥3,564	
	こどものスポーツ外来―親もナットク！このケア・この説明―	¥6,912	
	野球ヒジ診療ハンドブック―肘の診断から治療, 検診まで―	¥3,888	
	見逃さない！骨・軟部腫瘍外科画像アトラス	¥6,480	
	パフォーマンス UP！　運動連鎖から考える投球障害	¥4,212	
	医療・看護・介護のための睡眠検定ハンドブック	¥3,240	
	肘実践講座 よくわかる野球肘　離断性骨軟骨炎	¥8,100	
	これでわかる！スポーツ損傷超音波診断 肩・肘＋α	¥4,968	
	達人が教える外傷骨折治療	¥8,640	
	ここが聞きたい！スポーツ診療 Q & A	¥5,940	
	見開きナットク！フットケア実践 Q & A	¥5,940	
	高次脳機能を鍛える	¥3,024	
	最新　義肢装具ハンドブック	¥7,560	
	訪問で行う 摂食・嚥下リハビリテーションのチームアプローチ	¥4,104	

バックナンバー申込 （※ 特集タイトルはバックナンバー 一覧をご参照ください）

❀メディカルリハビリテーション(No)

No_____　　No_____　　No_____　　No_____　　No_____

No_____　　No_____　　No_____　　No_____　　No_____

❀オルソペディクス(Vol/No)

Vol/No_____　Vol/No_____　Vol/No_____　Vol/No_____　Vol/No_____

年間定期購読申込

❀メディカルリハビリテーション	No.	から

❀オルソペディクス	Vol.	No.	から

TEL：	（　　　）	FAX：	（　　　）

ご住所	〒		
フリガナ			診療科目
お名前		要捺印	

FAX 03-5689-8030 全日本病院出版会行

全日本病院出版会行

FAX 03-5689-8030

年　月　日

住 所 変 更 届 け

お 名 前	フリガナ		
お客様番号			毎回お送りしています封筒のお名前の右上に印字されております8ケタの番号をご記入下さい。
新お届け先	〒　　　　　　都 道 　　　　　　　府 県		
新電話番号	（　　　　　）		
変更日付	年　月　日より		月号より
旧お届け先	〒		

※ 年間購読を注文されております雑誌・書籍名に✓を付けて下さい。

☐ Monthly Book Orthopaedics （月刊誌）

☐ Monthly Book Derma. （月刊誌）

☐ 整形外科最小侵襲手術ジャーナル （季刊誌）

☐ Monthly Book Medical Rehabilitation （月刊誌）

☐ Monthly Book ENTONI （月刊誌）

☐ PEPARS （月刊誌）

☐ Monthly Book OCULISTA （月刊誌）

FAX 03-5689-8030

全日本病院出版会行

Monthly Book Medical Rehabilitation
バックナンバー在庫

2019.5.現在

【2013～15 年増刊号・増大号】

No.157 肩関節傷害 診療の真髄
編集/岩堀裕介（増大号/3,900 円＋税）

No.163 もう悩まない！100症例から学ぶリハビリテーション評価のコツ
編集/里宇明元・辻川将弘・杉山 瑶・堀江温子（増刊号/4,900 円＋税）

No.170 高齢者のフレイル（虚弱）とリハビリテーション
編集/近藤和泉（増大号/3,900 円＋税）

No.176 運動器疾患リハビリテーション実践マニュアル
編集/帖佐悦男（増刊号/4,900 円＋税）

No.183 知りたい！聞きたい！認知症 Q & A
編集/遠藤英俊（増刊号/4,980 円＋税）

No.189 リハビリテーション医療における呼吸器診療
編集/笠井史人（増大号/4,000 円＋税）

【2016 年】

No.192 回復期における高次脳機能障害へのアプローチ
―病態評価に基づく対応― 編集/宮井一郎

No.193 脳性麻痺のリハビリテーション
―押さえておきたい二次障害への対応― 編集/朝貝芳美

No.194 現場に活かすリハビリテーション支援機器 編集/浅見豊子

No.195 骨粗鬆症 update―リハビリテーションとともに―
編集/島田洋一・宮腰尚久（増大号/4,000 円＋税）

No.196 パーキンソニズムの診断とリハビリテーション 編集/林 明人

No.197 大腿骨近位部骨折のリハビリテーション 編集/千田益生

No.198 腰痛予防と運動指導―セルフマネジメントのすすめ―
編集/矢吹省司

No.199 知っておくべきリハビリテーションにおける感染対策 編集/藤谷順子

No.200 在宅高齢者の内部障害リハビリテーション 編集/諸冨伸夫

No.201 リハビリテーション看護―看護実践のエビデンスと可能性―
編集/金城利雄・荒木暁子

No.202 発達期の嚥下調整食 編集/弘中祥司

No.203 リハビリテーションに役立つ！睡眠障害・睡眠呼吸障害の知識
編集/近藤国嗣（増刊号/4,980 円＋税）

No.204 末梢神経障害に対する治療の進歩―新たな展開と
リハビリテーション― 編集/平田 仁

【2017 年】

No.205 医工, 産学連携によるリハビリテーション 編集/菅本一臣

No.206 認知症予防とリハビリテーション 最前線
編集/繁田雅弘・竹原 敦

No.207 脳損傷者の自動車運転―QOL向上のために― 編集/武原 格

No.208 リハビリテーションに役立つ心理療法 編集/中島恵子

No.209 脊髄損傷のリハビリテーション最前線 編集/三上靖夫

No.210 小児脳損傷のリハビリテーション
―成長に合わせたアプローチ― 編集/橋本圭司

No.211 全身管理からみたフットケア 編集/杉本郁夫

No.212 摂食嚥下障害リハビリテーション ABC
編集/出江紳一（増刊号/4,980 円＋税）

No.213 神経免疫疾患治療とリハビリテーション update 編集/阿部和夫

No.214 リンパ浮腫コントロール 編集/廣田彰男

No.215 人工呼吸器管理患者のリハビリテーション 編集/笠井史人

No.216 運動器疾患エコー活用術 編集/扇谷浩文

No.217 知っておきたい！これからの生活期リハビリテーション
編集/石川 誠（増大号/4,000 円＋税）

【2018 年】

No.218 心大血管手術後のリハビリテーション 編集/宮野佐年

No.219 医療 IT を活かすチームリハビリテーション 編集/菅原英和

No.220 リハビリテーションから考える高次脳機能障害者への生活支援
編集/中島八十一

No.221 多職種協働による転倒予防 私たちの取り組み 編集/渡邊 進

No.222 チーム医療の中のリハ医のリーダーシップ―様々なチームシチュエーション―
編集/岡本隆嗣

No.223 次のリハビリテーションに活きる！私の脳疾患評価
編集/石合純夫（増刊号/4,980 円＋税）

No.224 リハビリテーションを支える栄養管理の知識
編集/栢下 淳

No.225 知っておきたい脳卒中下肢装具の知識
編集/牧野健一郎

No.226 認知症高齢者の摂食嚥下リハビリテーション
編集/大熊るり

No.227 臨床実践！失語症のリハビリテーション
編集/前島伸一郎

No.228 成長期のスポーツ外傷・障害とリハビリテーション医療・医学
編集/帖佐悦男（増刊号/4,000 円＋税）

No.229 これからの"地域"づくり―リハビリテーションの視点から―
編集/宮田昌司

No.230 リハビリテーションに活かす ソーシャルワーカーの力
編集/取出涼子

【2019 年】

No.231 心臓リハビリテーションにおける新時代の幕明け
編集/諸冨伸夫

No.232 脳性麻痺のリハビリテーション
―障害のある子どもとその家族を支える―
編集/土岐めぐみ

No.233 高齢者と排泄―アセスメントとケア―
編集/谷口珠実

No.234 在宅医に役立つ生活期における補装具・生活用具の知識
編集/吉永勝訓

No.235 歩きと姿勢を科学する
編集/長谷公隆

No.236 脳卒中リハビリテーション医療 update
編集/佐伯 覚（増刊号/5,000 円＋税）

2019 年　年間購読のご案内

年間購読料　39,570 円（消費税込）

年間 13 冊発行

（通常号 11 冊・増大号 1 冊・増刊号 1 冊）

送料無料でお届けいたします！

各号の詳細は弊社ホームページでご覧いただけます.
☞www.zenniti.com/

※各号定価(本体価格 2,500 円＋税)(増刊・増大号を除く)

次号予告

摂食嚥下障害患者の食にチームで取り組もう！

No. 238（2019 年 7 月号）

編集／県立広島大学教授　　栢下　淳

摂食嚥下障害のチームアプローチの
　概念………………………………國枝顕二郎ほか
摂食嚥下障害ケア（医師）…………青木　志郎
摂食嚥下障害ケア（歯科）…………吉川　峰加
「口から食べる」を早期にサポートする
　包括的アプローチ………………小山　珠美
摂食嚥下障害患者に対する言語聴覚士の
　アプローチとチーム医療………福岡　達之
摂食嚥下障害ケア（歯科衛生士）…白石　愛
摂食嚥下障害ケア（PT）…………金井　秀作ほか
摂食嚥下障害と食形態の関係……仙田　直之
嚥下調整食………………………栢下　淳ほか
急性期病院での栄養管理…………上島　順子
リハビリテーション病院での
　栄養管理…………………………西岡　心大
在宅での栄養管理………………江頭　文江

掲載広告一覧

株式会社　エスコアール　　前付 6

編集主幹：宮野佐年　医療法人財団健貢会総合東京病院
　　　　　　　　　　リハビリテーション科センター長
　　　　　水間正澄　医療法人社団輝生会理事長
　　　　　　　　　　昭和大学名誉教授

No. 237　編集企画：
日原信彦　横浜ハビリテーションクリニック院長

Monthly Book Medical Rehabilitation　No. 237

2019 年 6 月 15 日発行　（毎月 1 回 15 日発行）
定価は表紙に表示してあります.
Printed in Japan

発行者　　末　定　広　光
発行所　　株式会社　全日本病院出版会
〒 113-0033 東京都文京区本郷 3 丁目 16 番 4 号 7 階
　　　　　電話（03）5689-5989　Fax（03）5689-8030
　　　　　郵便振替口座 00160-9-58753

© ZEN・NIHONBYOIN・SHUPPANKAI, 2019

印刷・製本　三報社印刷株式会社　　　　　電話（03）3637-0005
広告取扱店　㈾日本医学広告社　　　　　電話（03）5226-2791

・本誌に掲載する著作物の複製権・翻訳権・上映権・譲渡権・公衆送信権（送信可能化権を含む）は株式会社
全日本病院出版会が保有します.
・ JCOPY ＜（社）出版者著作権管理機構　委託出版物＞
本誌の無断複写は著作権法上での例外を除き禁じられています. 複写される場合は, そのつど事前に,（社）出版
者著作権管理機構（電話 03-5244-5088, FAX 03-5244-5089, e-mail: info@jcopy.or.jp）の許諾を得てください.
・本誌をスキャン, デジタルデータ化することは複製に当たり, 著作権法上の例外を除き違法です. 代行業者等
の第三者に依頼して同行為をすることも認められておりません.